肝硬化逆转与治疗

——专家帮你实现梦想

（第2版）

主　编　王永怡　张玲霞　曲建慧

副主编　张修礼　高丽丽

编　者　（以姓氏笔画为序）

王永怡　王春红　王洪波　曲建慧
刘　泽　孙　颖　孙梦云　张汝钢
张玲霞　张修礼　张翠红　陆荫英
陈　艳　陈倩倩　孟繁平　赵　新
荣义辉　荣光华　高丽丽　高旭东
唐　平　常秀娟　程勇前　曾　珍

科学出版社

北　京

内 容 简 介

肝硬化可以发生多种并发症，甚至最终导致肝癌的发生，严重危害人类健康。多数人认为一旦患了肝硬化，就如患了不治之症。而近几年国内、外的研究均表明，肝硬化如能早期发现并给予合理治疗，完全能够控制疾病进展，甚至达到肝硬化逆转。本书由著名肝病专家采用问答、专家提示、常识介绍的方式，分别介绍了肝硬化的发病基础及病因、症状体征、检查治疗方法、乙肝及丙肝肝硬化的诊断及抗病毒治疗、中医防治及食疗保健等。全书内容丰富、通俗易懂、科学实用，而且观点新颖，体现了近年来肝硬化在检查、治疗等方面的新进展，适于肝炎及肝硬化病人及家属阅读参考。

图书在版编目（CIP）数据

肝硬化逆转与治疗：专家帮你实现梦想/王永怡，张玲霞，曲建慧主编. —2版. —北京：科学出版社，2017.5

ISBN 978-7-03-052688-5

Ⅰ. ①肝… Ⅱ. ①王… ②张… ③曲… Ⅲ. ①肝硬化－诊疗 Ⅳ. ①R575.2

中国版本图书馆CIP数据核字(2017)第099659号

责任编辑：郭 颖 马 莉 / 责任校对：张小霞
责任印制：赵 博 / 封面设计：龙 岩

科学出版社 出版
北京东黄城根北街16号
邮政编码：100717
http://www.sciencep.com

北京华宇信诺印刷有限公司印刷
科学出版社发行 各地新华书店经销

*

2017年 5月第 二 版 开本：720×1000 1/16
2026年 1月第十次印刷 印张：13 3/4 插页：2
字数：258 000

定价：49.00元

（如有印装质量问题，我社负责调换）

主编简介

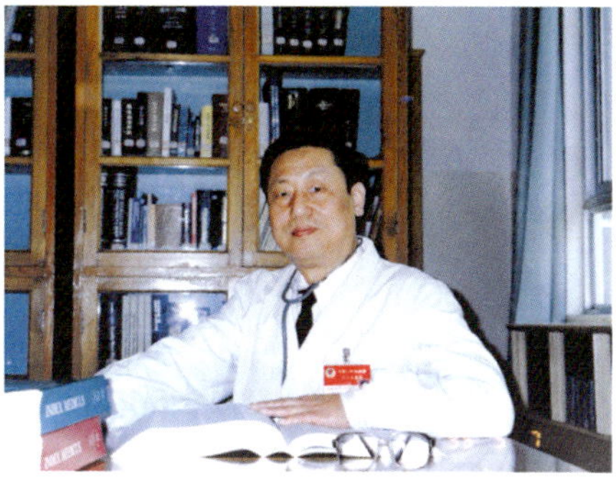

王永怡

解放军第302医院主任医师、教授，传染病防治专家。毕业于北京医学院医疗系，并在上海医科大学华山医院专修内科感染病及抗生素专业。

从事传染病专业医、教、研工作近54年。擅长诊治各种肝病及常见传染病。在当前我国肝炎、肝硬化、脂肪肝的中西医结合防治领域独树一帜，对食疗药膳、营养免疫学、护肝保健调养的研究也有较深造诣。

1988年创办《传染病信息》杂志并任主编及编审。1995–2009年曾被聘为卫生部急诊医学培训基地教授、宋庆龄基金会特邀肝病咨询专家、《健康报》全国远程会诊中心传染病专家、北京中医药大学客座教授、全国肝炎治疗研究中心专家委员会委员，中国肝病治疗研究会核心专家、临床高级顾问，《中国医学论坛报——感染专栏》特约主任编委，《医师报》特邀主任编委，飞华健康网特约肝病咨询专家等职。2012年5月被聘为北京健康管理协会学术指导专家委员会委员。参与编写传染病防治专著20部，主编防治肝病和相关传染病及养生等科普书籍26部。获全军科技进步成果奖9项。

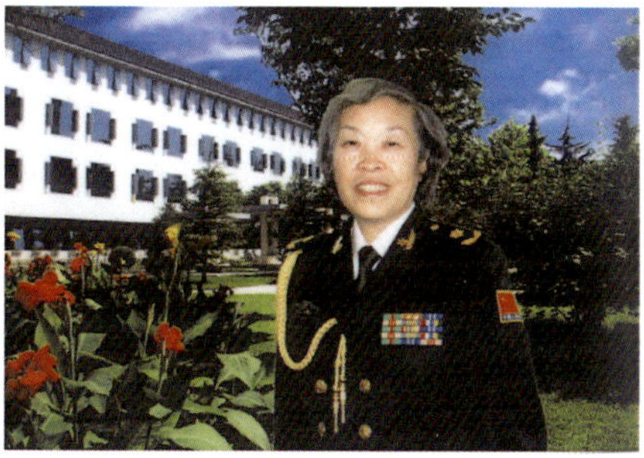

张玲霞

著名肝病防治专家。1962年毕业于北京医学院医疗系。解放军第302医院主任医师、教授、博士生导师、专家组成员，中央保健办会诊专家，擅长诊治各种肝病、肝硬化及常见传染病。

从事传染病临床工作54年。近40多年来主要致力于病毒性肝炎的诊、治、防、护，直接参与研究、教学和医疗会诊等工作。具有丰富的临床实践经验和专科造诣。在病毒性肝炎和肝衰竭的救治、妊娠肝炎和母婴垂直传播的阻断防治，以及慢性肝炎发病机制与治疗等方面都做出了重要贡献。

在国内外发表论文百余篇，主编《传染病临床病案分析》《肝炎防治400问(第2版)》《肝炎300问(港台版)》《肝病饮食指南》《现代传染病学》等著作，参与编写《实用临床传染病学》《急性肝衰竭》等20部专著。长期承担国家和全军招标的科研课题；获军队科技进步成果一等奖1项，二等奖4项，三等奖10项，四等奖多项；荣获三等功两次，享受政府特殊津贴。曾兼任中华医学会肝病学分会副主任委员、北京分会主任委员、解放军传染病与寄生虫病学会主任委员。现任《传染病信息》总编辑，曾任《解放军医学杂志》副总编，多个国家级期刊副主编、常委或编委等职。

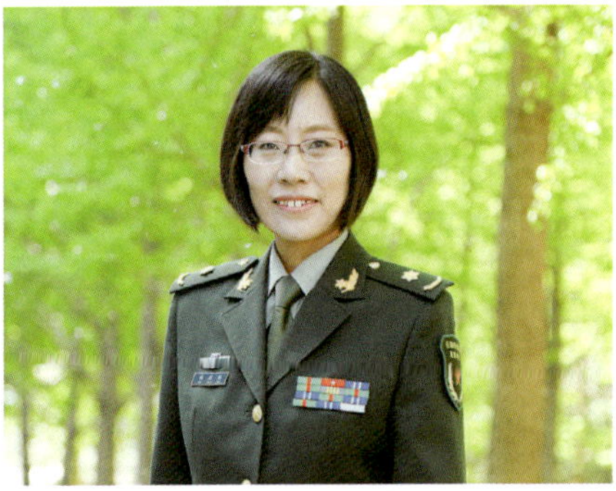

曲建慧

解放军第302医院副主任医师，医学博士。1994年本科毕业，2003年博士毕业于第二军医大学，2003–2005年解放军军医进修学院博士后流动站学习，师从著名肝病专家张玲霞教授。2014–2015年在美国国立卫生研究院做访问学者。从事肝病临床科研工作22年，以原发性肝癌、病毒性肝炎、肝硬化发病机制和防治为主研方向，具备深厚的科研水平。发表医学论文近30篇，参编专著5部。获军队科技进步三等奖2项，北京市科技进步二等奖1项。

再版前言

《肝硬化逆转与治疗——专家帮你实现梦想（第1版）》于2011年1月出版。该书出版后受到广大慢性肝炎、肝硬化患者及其家属的欢迎，期间也曾多次印刷。近年来，在病毒性肝炎的治疗领域取得了重要进展；新的乙肝抗病毒药物投放市场；丙型肝炎的抗病毒治疗方面更是取得重大突破，使丙肝的治愈成为现实。第2版的出版将给患者带来新的理念和收获。

引起肝硬化的病因很多。欧美以酒精性肝硬化为主，我国40%～90%的肝硬化与乙型肝炎病毒的携带和持续感染有关；10%～20%可能由丙型肝炎病毒引起；新中国成立初期，华东、华中、华南地区曾报道血吸虫病引起的肝硬化占当地肝硬化病人的14.0%～36.3%，但现在已明显减少。近年随着国民生活水平和生活方式的改变，酒精性及脂肪肝性肝硬化的发病也明显增加。此外，中西药物滥用、环境污染、吸入化学毒物等因素所致的肝损害都可成为肝纤维化、肝硬化的病因。自身免疫性肝炎、原发胆汁性肝硬化及肝豆状核变性、血色病、α_1抗胰蛋白酶缺乏症等遗传代谢病，均可引起肝硬化。肝硬化发展到失代偿期可以出现腹水、肝性脑病、消化道出血、腹膜炎，其他脏器的继发感染、肝肾综合征等难以拯救的并发病症，直接危及生命，也是肝癌发生发展的基础。因此，有人对肝硬化心存恐惧，认为肝硬化是难治之症。

本书要告诉大家，只要能找出和真正去除早期肝硬化形成的病因，及时配合医师消除诱因，采取有效治疗措施，早期肝硬化是完全可以逆转的。即使已是中、晚期肝硬化的病人，积极采用中西医结合、内外科协同的治疗措施，也能显著延长生命，并改善生活质量。

本书第1版之所以受到大家的喜爱，正是由于书的内容具有科学性、通俗性，形式具有多样性，广大患者易于阅读、理解并作为日常生活保健指导用书。应广大患者和出版社的要求，该版我们继续秉承第1版的编写风格，补充了部分章节如非感染性肝硬化、丙肝肝硬化，尤其是更新了在乙肝和丙肝近年来的研究和治疗进展，旨在使患者通过本书，在继续全方位了解肝硬化知识的基础上，达到更新知识的目的，从而更好地配合医生治疗和达到自我保健。

本书由肝硬化领域权威专家结合自身丰富的临床经验和最新进展共同编写，综合了中西医结合的有效成果，提供读者有实用价值和指导意义的很多小知识。全书共分九大部分246道问答题，都是门诊病人及其家属最常见的需求和提问，从肝硬化的病因、症状、体征、并发症到药物使用和药膳食疗，尽可能做到简明扼要，具有科学指导性、权威实用性、生活知识性；专家们的格言更是画龙点睛；小知识的哲理能给你指点迷津，甚至可成为您一生保健、护肝、抗纤、防癌的座右铭。

在本书再版过程中，编者经过了认真细致的编写、资料查阅和校对，力求在编写水平及在科学性、实用性、指导性方面均超越第1版。本书如有错漏或者不当之处，敬请批评指正。希望本书继续为读者所喜爱并从中获益。

解放军第302医院

王永怡　张玲霞

目　录

第七部分　丙肝肝硬化的临床诊断和抗病毒治疗／152

第八部分　非感染性肝硬化 ／ 162

第九部分　防治肝硬化的中医辨证治疗与保健食疗 ／ 166

第一部分

肝硬化的一般知识和病因

1. 肝的外形结构如何？

肝是人体最大的消化器官（图1-1），重约1500g，位于人体右上腹部5～8根肋骨的后面，肝呈楔形，右端圆钝，左端扁薄，可分为上、下两面，前、后两缘，其上面隆突，贴于膈下，称膈面，由镰状韧带将其分为左、右两叶，肝的下面与腹腔器官邻接，称脏面。脏面有胎儿时期脐静脉闭锁而成的肝圆韧带连接于镰状韧带，脏面有容纳胆囊的胆囊窝，脏面中心处是肝门，有肝动脉、门静脉、肝管神经和淋巴管等出入，这些管道被结缔组织包绕，构成肝蒂。解剖学上，人们将肝分为四叶，即前叶、后叶、方叶、尾叶。肝除脏面各沟处及膈面相当于右叶，上面部分裸区外，其余均被覆以腹膜。肝分成四叶后，若细分可分成成千上万的小叶，称肝小叶。肝小叶是肝结构和功能的基本单位。成人肝有50万～100万个肝小叶。肝小叶由肝腺泡、肝细胞、血窦、中央静脉和毛细胆管组成。

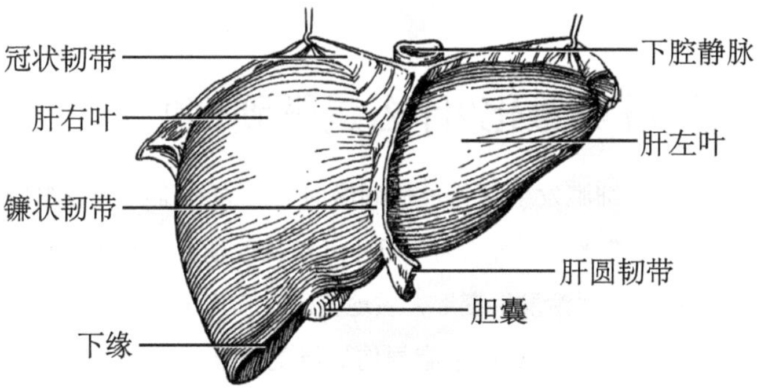

图1-1　肝的外形结构

2. 肝的管道系统有哪些？

肝内的管道有两个系统，即门脉系统和肝静脉系统。门脉系统包括门静脉、肝动脉和肝管。门静脉是来自腹腔内消化道及脾、胰、胆囊等部位的静脉血入肝的通道。肝动脉是腹腔动脉的分支，和门静脉一同入肝。因此，肝的血液供应是双重的，它同时接受动脉和静脉的血液，肝动脉将含氧丰富的血液输入肝，门静脉则把来自消化道富含营养成分的血液输入肝。二者在肝门处进入，再层层分支，最后形成血窦与肝细胞接触进行物质交换，然后进入肝小叶的中央静脉，再汇合成肝静脉而入下腔静脉。因此，肝内血管密布，交织成网，血液流向是“二进一出”。一般认为流入肝的血液，80%来自门静脉，20%来自肝动脉。另外，与门静脉、肝动脉并行的还有一条管道叫肝管，肝管有左右之分，左肝管由肝左内叶和左外叶肝管汇合而成，主要引流左半肝的胆汁；右肝管由右前叶和右后叶肝管汇合而成，主要引流右半肝的胆汁，左、右肝管汇合成肝总管，然后进入胆总管。

小贴士

肝有哪些功能？

肝是人体的化工厂，在你出生前，它为你制造血液，在你出生后，它为你制造蛋白质，供给你身体健康成长所需要的酶。它能制造凝血因子，使伤口停止流血；它能制造胆汁，帮助消化食物；它可储藏糖分，就像电池储藏能量，随时供脑力、体力劳动所需。肝还是人体主要的解毒器官，帮助清除外部环境及侵入人体的毒素。

3. 什么是肝纤维化？什么是肝硬化？

肝纤维化是指肝细胞发生坏死炎症刺激时，肝内纤维结缔组织异常增生的病理过程，轻者称为纤维化，重者进而使肝小叶结构改建、假小叶及结节形成，经过一个相当长的时期，肝逐渐发生变形，质地变硬，临床上称这一生理、病理改变为肝硬化（cirrhosis)。肝硬化是肝细胞损伤的修复结果，是慢性肝病共同的病理改变，由肝纤维化发展而来的。肝纤维化和肝硬化不是截然分开的两种病理过程，而是同一病理过程的不同阶段。

在我国，肝硬化大多数为肝炎后肝硬化，少数为酒精性肝硬化和血吸虫性肝硬化等。肝硬化早期经过积极防治，可以逆转或不再发展，但晚期将严重影响病人生活质量，甚至危及生命，因此，肝硬化的防治非常重要。

4. 肝缺血为什么会导致肝硬化？

人体每分钟流入肝的血液约1500ml。肝有病时会产生水肿、淤血、出血、缺血、血栓，形成栓塞和血流速度变缓、变慢，造成肝细胞缺氧后逐渐萎缩、变性、坏死，促进肝原纤维形成、肝缩小、质地硬化。

5. 肝硬化的主要病因有哪些？

肝硬化的病因多种多样，主要有以下几种。

（1）病毒性肝炎：占我国肝病首位的是病毒性肝炎肝硬化，约占现症肝硬化的70%，其中主要是乙型病毒性肝炎、丙型病毒性肝炎、丁型病毒性肝炎等。

（2）血吸虫病：血吸虫病性肝硬化在我国南方较常见，毛泽东诗词《送瘟神》即指此病。新中国成立前长江流域群众深受此害，我国曾一度消失，近年又有上升趋势。疫水接触、生吃鱼虾者容易染上此病，持续感染可致肝硬化。

（3）酒精中毒：指长期饮酒导致肝血管、肝细胞受损，纤维化程序启动，最终导致肝硬化发生。每日饮酒量40～50g（相当于白酒2～2.5两）连续5年以上，肝即可出现纤维化和早期肝硬化，如合并病毒性肝炎，则可能加快纤维化和肝硬化的进展。

（4）其他：肝内外胆道梗阻及胆汁淤积、肝血液回流受阻、肝遗传代谢性疾病、非酒精性脂肪性肝炎、自身免疫性肝病、药物性肝损伤等诸多因素，均有可能导致肝硬化。另外，尚有原因不明之肝硬化，有待医学进一步发展来揭示其性质。

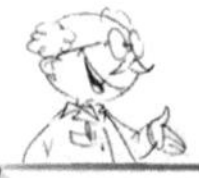

小贴士

我国是乙型肝炎病毒（HBV）感染的高流行区。现有乙肝表面抗原携带者1.3亿，感染过乙肝病毒的人数约7.5亿，每年新发乙肝病人200万，约有35万病人死于乙肝病毒相关性疾病。特别是乙肝后肝硬化失代偿期病人的病死率可达15%～20%。

6. 病毒性肝炎导致肝硬化的过程如何?

病毒性肝炎活动过程中，会导致肝实质细胞的破坏。通常情况下，肝细胞以其强大的再生能力而迅速恢复，但坏死的肝细胞需要清除，这种清除过程伴有一些特殊物质的沉积（如胶原、纤维素等）。少量的坏死和清除恢复后，并不产生肝的纤维化，但由于慢性病毒性肝炎的病毒无法完全清除，它会对肝造成持续反复的炎症坏死与修复，使这些特殊物质反复积累沉积而形成肝纤维化，在此基础上病变继续发展，肝小叶结构进一步被破坏，最终被纤维结缔组织包绕，假小叶形成，再生的肝细胞被纤维组织包绕成大小不等的结节，即成肝硬化。这一过程是慢性过程，在此过程中如采取合理治疗、有效干预，完全可以减缓或阻止肝硬化的发生。

专家提示

乙肝疫苗是世界上第一个可用于预防原发性肝癌的人类防癌疫苗。新生儿出生24小时内进行免疫接种，并按0、1、6程序注射。在出生6小时和1个月注射乙肝免疫球蛋白（HBIG）200U，可有效阻断乙肝母婴传播。

小贴士

为什么新生儿和婴儿感染乙肝病毒最危险?

(1) 乙肝表面抗原携带者的母亲妊娠后通过宫内感染、产道感染和产后感染胎儿和幼儿，称为母婴垂直传播，是中国人乙肝病毒最重要的传播途径。也是肝硬化、肝癌病人的主要病因。

(2) 围生期感染乙肝的新生儿，90%将发展成乙肝表面抗原携带者。大部分病人要终身携带。半数以上人群会发展成活动性肝炎、肝硬化。

(3) 幼儿期感染乙肝者则有30%将成为慢性携带者，也可逐步演变成慢性肝炎、肝硬化。

7. 长期饮酒为什么可发生肝硬化？

人饮酒后，20%由胃吸收，80%由十二指肠、空肠和上段回肠吸收。进入血液中的乙醇主要在肝中进行代谢，首先乙醇（酒的主要成分）在肝细胞胞质内转化为乙醛，再经肝细胞器线粒体转化为乙酸，乙酸最终被代谢成二氧化碳和脂肪酸及水，过量的、长期的反复饮酒，远远超出了肝细胞的代谢能力，肝细胞长期在此环境中，其细胞器会受到破坏，肝细胞会发生脂肪变性、水样变性、气球样变性、胆汁淤积，进而肝细胞出现凋亡、坏死，炎细胞浸润坏死可为点状坏死、灶状坏死、融合坏死，甚至桥接坏死，肝细胞的坏死、再生，炎细胞浸润等反复损害的过程，最终导致肝纤维化及肝硬化的形成。

专家提示

正常人每日饮酒40g（相当于40度的白酒2两），连续1年以上可产生酒精性脂肪肝，5年以上会引起肝病进展并逐步形成肝硬化，已患有乙肝、丙肝病人如果经常饮酒则更易发生早期肝硬化。单纯慢性乙肝5年内发生肝硬化者为12%～25%，慢性乙肝、丙肝病人饮酒1年后发生肝硬化的概率可达75%。饮酒要适度，切不可酗酒，尤其有肝炎病史者，应该戒酒。

8. 药物及毒物也可导致肝硬化吗？

人们在生活过程中，不可避免地会主动或被动接受药物或毒物，包括用于治疗自身疾病服用的中、西药物，或生存于有毒环境中被动吸收毒物，这些有害物质大部分要通过肝进行代谢，肝将有毒物质代谢为无毒物质的同时，常以自身细胞去抵抗外源有害物质内生的毒物。

肝细胞依赖自身的药酶系统，分解、置换、结合等生化过程进行解毒，将各种药物或毒物进行转化，有害物质会造成直接或间接肝损害，肝实质细胞会发生坏死、凋亡、脂肪变性、胆汁淤积，甚至癌变。一些药物还可作用于肝内外的免疫细胞，引起肝的免疫性损害，如果这些有害物质长期作用于肝，肝实质必将受到反复持续的损伤，损伤的结果是肝实质细胞的坏死，炎细胞浸润，纤维组织增生，最终发展为肝硬化。

专家提示

长期以来，中药以其毒性反应小、疗效好，深受我国广大人民群众的青睐，但从普通百姓到医务人员，大都忽视了中药的毒性，因而中药引起的肝损害的病例逐年增多，因此，广大群众在服用中药治病带来益处的同时，也要警惕它对肝的毒性反应。在服用中药的过程中，可定期检测肝功能，如发现异常，要请专业医师分析原因，排除药物性肝损伤的可能。

小贴士

常见损坏肝的中草药有：雷公藤、千里光、苍耳子、艾叶、蓖麻子、一叶萩、黑面叶、相思子、望江南、野百合、鱼藤、合欢皮、番泻叶、芫花、土荆芥、苦楝子、贯众、钩藤、莪术根、黄药子、藤黄、大风子、常山、薄荷、棉花子、喜树、冬青叶、地榆、萱草根、丁香、天花粉、石蒜、苏铁、臭草、肉豆蔻、商陆、马桑叶、水田七、罂粟、娃儿藤、油桐子等。超量使用可致肝损害的有金不换、麻黄、白鲜皮、牡丹皮、黄芩、柴胡、苍术等，其均可能对肝产生不良反应。长期服用可致肝损害的有青黛、雄黄、樟丹、跌打丸，它们均可引起过敏及药物性肝炎。

小贴士

美国报道，25%的暴发性肝衰竭与药物反应有关。用药剂量越大、疗程越长，肝损坏的概率也越大；如长期应用中药，使用新的中药时一定要观察有无肝肾损害等毒性反应。

9. 原发性胆汁性肝硬化是什么样的疾病？

首先，原发性胆汁性肝硬化（PBC）属自身免疫性疾病，同一家庭成员可相继发病，大多数（90%）病人血清检测自身抗体呈阳性，病人血循环中抗核抗体（ANA）阳性，6%病人抗平滑肌抗体（ASM）阳性，多数人血清IgM升高。另外，血清碱性磷酸酶（ALP）、γ谷氨酰转肽酶（γ-GT）也升高，临床主要以女性病人为主，主要表现为皮肤瘙痒及口、眼干燥综合征，肝损害病理学表现为进行性非化脓性、破坏性小胆管炎，肝小叶汇管区小胆管上皮细胞变性、坏死，炎细胞浸润，肝内胆汁淤积，纤维组织增生并向小叶内延伸，最终纤维组织包绕肝细胞，致小叶结构紊乱，形成假小叶，导致肝硬化。

专家提示

48%～60%的原发性胆汁性肝硬化是在不知不觉中发病和进展为肝硬化的。病人早、中期可表现为没有任何不适症状。

10. 淤血性肝硬化是怎么回事？

顾名思义，此型肝硬化是由于肝内血液淤积造成的，血液在肝内淤积主要由以下几种因素引起：①肝小静脉闭塞病；②巴德-基亚利综合征；③慢性右心功能不全；④缩窄性心包炎。

肝小静脉闭塞病是一种原因不明的肝内中央静脉和小叶下静脉的内皮肿胀或纤维化，从而导致管腔狭窄闭塞、血液回流受阻性疾病。

巴德-基亚利综合征是由于肝静脉下腔静脉狭窄或梗阻，肝内血液淤积、压力升高的血管病变。

慢性右心功能不全和缩窄性心包炎均可以导致体循环静脉系统血液回流受阻，在肝内表现为血液淤积、肝窦扩张。长期的淤血将导致肝内中央静脉周围纤维化，肝实质细胞的变性、坏死，炎细胞浸润，刺激活化肝星状细胞，从而启动肝纤维化机制，最终发展为肝硬化。因淤血性黄疸而入院的病人中，5%由药物所致。

11. 脂肪肝也能导致肝硬化吗？

流行病学研究表明，我国脂肪肝的患病率约为20%，脂肪肝的病因主要与酒精、药物和（或）各种化学因素，以及与高热量饮食、肥胖、代谢异常等环境、遗传因素有关。脂肪肝大致分为酒精性脂肪肝和非酒精性脂肪肝或两者并存。近年来，随着现代化生活方式及膳食结构、次数、总量的变化，酒精和（或）代谢因素诱导的肝病及相关性疾病，特别是脂肪肝的发病率在迅速增加，已成为我国病毒性肝炎之后的第二大肝病，严重危及人类的健康。脂肪肝也已经成为许多国家正面临的一个新的健康问题。脂肪肝曾被认为是良性疾病，但是越来越多的研究表明，脂肪肝可以进一步发展为肝硬化，单纯性脂肪肝可逐步进展为脂肪性肝炎、脂肪性肝纤维化、脂肪性肝硬化、肝衰竭，甚至发生原发性肝癌，故脂肪肝目前已日益引起人们的重视。

12. 酒精性与非酒精性脂肪肝与肝硬化和肝癌的关系如何？

大量研究表明，慢性脂肪肝与肝纤维化和肝硬化关系密切。无论慢性脂肪肝的病因为何，部分患者最终可发展为肝硬化，尤其是酒精性脂肪肝。长期大量饮酒，首先造成脂肪肝，如仍持续大量饮酒，则可经酒精性肝炎导致肝硬化。大量饮酒引起脂肪肝的最低时限一般为5年，引起肝硬化的最低时限为10～15年，但小于上述时限也可发生酒精性脂肪肝和肝硬化。现已发现，酒精性脂肪肝一旦出现中央静脉周围纤维化，病变可迅速由脂肪肝直接发展至肝硬化。此过程并非良性，最快2年内即可由脂肪肝发展为肝硬化。国外一项研究表明，平均每年约有10%的脂肪肝患者发生肝硬化。

与酒精性脂肪肝相比，非酒精性脂肪肝发生肝纤维化和肝硬化的概率较低，进程相对缓慢。并且，非酒精性脂肪肝必须在非酒精性脂肪性肝炎的基础上才会发展为肝硬化，即非酒精性脂肪性肝炎是非酒精性脂肪肝发展为肝硬化的中间阶段。既往认为，非酒精性脂肪性肝炎是一种良性疾病，发展缓慢，极少或不发生肝硬化和肝衰竭。但最近的研究有了新的认识，发现在重度肥胖症所致的脂肪肝中，约25%的患者同时合并肝纤维化，1.5%～8%的患者发生肝硬化；同时也发现，非酒精性脂肪性肝炎的患者在体重减轻后病变可以逆转，但若不治疗，最终可发展为肝硬化。

脂肪肝是各种肝毒性损伤的早期表现。脂肪肝本身与肝癌并无直接关系，但脂肪肝的病因之一酒精所致的肝硬化与肝癌有一定的关系。非酒精性脂肪性肝硬化也可并发肝细胞癌。

13. 哪些遗传代谢性疾病可引起肝硬化？

引起肝硬化的遗传代谢性疾病较多，主要包括：①血色病；②肝豆状核变性；③ α_1抗胰蛋白酶缺乏症；④Ⅳ型糖原贮积症；⑤半乳糖血症；⑥先天性酪氨酸血症；⑦囊性纤维化；⑧遗传性果糖不耐受症。其中最常见的有血色病、肝豆状核变性及α_1抗胰蛋白酶缺乏症。

专家提示

遗传代谢性疾病的发生与家属中近亲结婚有密切的关系。不同民族、国家和地区的发病率不尽相同。如血色病在北欧、日耳曼民族和凯尔特族后裔中的发病率高达1/200；肝豆状核变性在我国安徽、黑龙江地区的发病率为1/5000～1/3000，囊性纤维化的发病率为50/10万。在缺陷基因的囊性纤维化携带者尸检中75%有肝病，大多数在15岁前已发生肝病，但诊断困难。α_1抗胰蛋白酶缺乏症，在欧美白种人Pizz纯合子新生儿的发病病人中，15%在新生儿期要发生胆汁淤积为主的新生儿肝炎综合征。

14. 什么是隐源性肝硬化？

隐源性肝硬化是指病史不详、组织病理辨认困难等原因而未能明确病因的肝硬化。隐源性肝硬化中30%～80%仍为病毒感染，其中至少50%可能为丙型肝炎病毒慢性感染所致，20%的隐源性肝硬化与脂肪肝相关，部分可能与遗传缺陷有关。

15. 肝硬化病人有传染性吗？

肝硬化大多数由慢性乙型和丙型肝炎逐渐演变而成。如果由乙型肝炎病毒引起的肝硬化，只要血清乙型肝炎病毒表面抗原、e抗原阳性，HBV-DNA阳性，仍可具有血液暴露后的传染性；如果为丙型肝炎后肝硬化，HCV-RNA阳性，其血液传染性也是肯定的。但临床上常见的慢性乙型和丙型肝炎在发展到肝硬化后，上述病毒复制指标可能转阴，病毒也不再复制，所以此时肝硬化的传染性也会相应减弱。一般生活和工作接触是不会有传染性的。此外，酒精性肝硬化、胆汁性肝硬化等均不具有传染性。

专家提示

由慢性乙型肝炎和丙型肝炎逐渐演变而成的肝硬化e抗原阳性、HBV-DNA阳性或HCV-RNA阳性，仍可具有一定的传染性。这些病毒可以通过输血、医疗器械、垂直传播等形式传播给他人，但是一般接触，如共事、餐饮、握手、交谈等，不会导致乙肝或丙肝的传染。

小贴士

我国乙型肝炎肝硬化占绝大多数，而乙型肝炎病毒主要经血液和体液传播，对肝炎后肝硬化的家庭成员须进行乙型肝炎病毒5项检查，根据具体情况决定是否注射乙型肝炎疫苗以进行预防。同时，病人在家庭中应进行尽可能的隔离并注意生活餐具的消毒。为防止病毒传播，肝炎后肝硬化病人也不要从事餐饮和幼托等工作。

16. 如何判断肝炎病人已发生肝硬化？

慢性肝炎病人非常害怕自己发展成肝硬化。而早期肝硬化（代偿期肝硬化）因其临床症状不典型，体征也不明显，肝、脾常呈轻度增大，肝功能正常或基本正常，不易与慢性肝炎鉴别，必要时可做肝穿刺，取肝组织做病理检查来明确。而晚期肝硬化（失代偿期肝硬化）有明显的肝细胞功能减退和门静脉高压症等临床表现，一般容易判断。判断肝炎病人已发生临床肝硬化的主要依据是脾大加肝纤维化4项异常，同时发现以下症状。

（1）肝功能减退的临床表现：乏力、体重减轻、面部消瘦、无光泽、双下肢水肿、厌食、腹胀，终末期可以出现中毒性肠麻痹，男性可出现性欲减退、乳房肿大，女性出现月经不调、闭经等。

（2）门静脉高压的临床表现：白细胞、红细胞、血小板等末梢血细胞减少，腹壁静脉曲张，痔核静脉形成，腹水及胸腔积液出现等。

（3）内镜检查：可发现食管-胃底静脉曲张及门静脉高压性胃病、结肠静脉曲张等。

（4）B超检查：肝缩小、脾增大、肝包膜不光滑、边缘呈锯齿状，肝内质地不均、可见结节形成，肝血流减少，流速减慢，门静脉增宽。

（5）腹腔镜检查及因其他疾病开腹手术探查：肝缩小，呈暗红色，表面有结节形成。

（6）肝组织病理：肝弥漫性纤维化伴肝细胞再生结节形成及假小叶形成。

专家提示

慢性肝炎病人只有定期复诊才能及早发现肝硬化，应定期做B超、血常规、肝纤维化4项检测。必要时做胃镜和肝穿刺以了解病情变化。

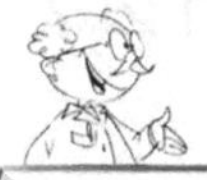

小贴士

早期肝硬化（代偿期肝硬化）临床症状多轻微，常可发现肝纤维化4项异常，B超示脾厚≥3.5cm，条索样改变伴小结节，必要时须做肝穿刺，取肝组织做病理检查来明确；晚期肝硬化（失代偿期肝硬化）较易判断。

17. 肝硬化是不可逆转的吗？

肝硬化不能逆转的结论是不准确的，也是过时的说法。最新的研究成果表明，肝硬化是有可能通过药物和其他方式达到逆转的。在大量的临床肝硬化病例长期随访观察过程中，发现一些患者病情曾经进入中晚期阶段，但是经由适当治疗和调养，病情趋于好转，个别患者经由几年的调治后，肝硬化奇迹般地消失了。实验也证明，肝硬化是完全可以逆转的。逆转肝硬化的治疗应该标本兼治，所谓治本要针对病因，解决肝硬化的源头问题。引起肝硬化的原因各不相同，治疗时先要清楚这些病因，如乙型肝炎或丙型肝炎引起的肝硬化，应首先考虑抗病毒治疗，最好在疾病早期进行，如在硬化早期使用α或γ干扰素等。临床发现，使用中药制剂后，门静脉压力有所下降，脾回缩，各项肝纤维化指标有显著下降，证实肝纤维化是可以逆转的。

专家提示

肝纤维化发展到一定程度就成为早期肝硬化，如果能做到早期发现、早期治疗，尤其针对病因治疗，在一定意义上可以逆转；但到肝硬化的晚期（失代偿期），并出现门静脉高压、腹水，治疗难度也比较大，但只要在充分了解病情的基础上制订周密的治疗方案，病情还是可以得到控制的。

18. 肝纤维化/肝硬化发生和逆转的机制是什么？治疗前景如何？

肝硬化的实质是肝内胶原纤维大量增生，而制造胶原纤维的“车间”是成纤维细胞，这种细胞在肝炎病毒、酒精、有机磷或药物等刺激下，会生成胶原分子，并分泌排出，沉积于肝，最后肝内广泛纤维化。而在胶原纤维形成的早期阶段，微纤维能被弱酸溶解，这是逆转肝硬化的大好时机。肝硬化后期的胶原纤维也非铁板一块，仍可能被体内一些蛋白酶切断，并打开螺旋形结构，但这种自然清除胶原纤维的过程十分缓慢。许多中西医结合治疗方法的确能改善肝硬化的组织结构，减缓肝硬化进程，促进胶原纤维降解清除的过程。如果治疗得法，调理适度，肝内纤维瘢痕自行降解，纤维由粗变细，由厚变薄，由长变短，这些碎小纤维又被肝内防御细胞吞噬、清除。与此同时，肝发挥强大的再生能力，重建正常的肝小叶结构，最终全部取代假小叶，恢复正常肝功能。由此可见，肝假小叶并非一成不变，而是可能逆转，甚至可完全地转变为正常肝小叶的结构和功能。

专家提示

肝纤维化是一个动态过程，可因致病因子而增加，也可因治疗而减少。肝纤维化不是以块状的瘢痕形式出现，而是弥漫性的纤维增生，中药以益气活血、养血柔肝、健脾补肾，可收到改善肝功能、消退肝纤维化的功效。服用中药（如复方鳖甲软肝片）后进行肝活组织穿刺检查证明，早期肝硬化可以显著逆转。

病例简介

患者，男性，32岁，2000年因乙肝大三阳诊为慢性活动性肝炎中度，B超提示肝门静脉1.25cm，脾厚4.6cm，有索条及小结节和弥漫性肝损害，征象为肝硬化。HBV-DNA 3.5×10^6U/ml，ALT 360U/L，AST 178U/L，拉米夫定加复方鳖甲软肝片治疗5年，2003-2005年一直呈小三阳，DNA、肝功能正常，2005年10月HBsAg转阴，肝组织活检结果显示G0S1，B超复查肝门静脉1.2cm，脾不大，未见小结节。提示：病人经及时治疗早期肝硬化已逆转。

19. 什么样的人容易患肝癌？

我国的肝癌发病率较高，大多是由于乙肝发病率高造成的，也就是说，长期的慢性乙肝是导致肝癌的主要原因。此外，慢性丙肝也容易导致肝癌的发生。但由于丙肝的发病率大大低于乙肝，所以在我国丙肝并不是构成肝癌的主要原因。在日本，由于丙肝发病率高于乙肝，所以丙肝导致的肝癌就超过了乙肝。一般认为以下3种人容易发生肝癌。

（1）肝炎后肝硬化或血吸虫性肝硬化病人：这部分病人的肝破坏较重，肝细胞反复再生炎变，容易发生基因突变，病毒的整合也容易激活癌基因，导致肝癌的发生。据统计，50%以上的肝硬化病人会在以后的病程中发生癌变，而且发生肝癌者大都是那些病情不稳定、转氨酶和胆红素反复升高、经常出现腹水等合并症的病人，而那些长期处于静止期的肝硬化病人，肝癌相对不多见。

（2）有肝癌和肝硬化高发家族史者：这些病人可能存在一些基因上的缺陷，既容易受到乙肝病毒的感染，又容易发展为肝硬化，也容易发展为肝癌。发生肝硬化和肝癌的病人大多比较年轻，因此，对有家族史的病人要从早期开始预防和积极治疗，并且给予密切监视，定期检查，努力减少肝硬化的发病率，早期发现，早期治疗。

（3）长期酗酒者：也是肝癌的高发人群。

专家提示

一般认为以下3种为肝癌的高危人群：①35–59岁；②乙型肝炎病人（有慢性肝炎或乙肝e抗原阳性，尤其已发生肝硬化者），有肝癌家族史者（指家族中父母、兄弟、姐妹有人患肝癌）；③长期酗酒者。

知识链接

肝硬化（cirrhosis）一词出自希腊语kirrgos，意为黄色（指肝病颜色），osis则指病理状态。肝硬化的解剖学特点是兼有弥漫性纤维化及结节增生，仅有弥漫性纤维化或仅有结节增生均不宜确诊为肝硬化。

第二部分

肝硬化的常见症状、体征及常见并发症

20. 肝硬化病人为什么容易疲倦、乏力?

疲倦乏力是指人体易疲劳、自己感受体力下降、精神欠佳、身心难以坚持等情况。其程度自轻度疲倦感觉至严重乏力，乏力程度与肝病的活动程度一致。产生乏力的原因如下。

(1) 病人往往长期食欲缺乏，进食量减少，导致人体吸收热量不足，不能满足自身营养需要。

(2) 肝功能失常，糖类、蛋白质、脂肪等代谢障碍，导致能量产生不足。

(3) 肝损害或胆汁排泄不畅时，血中胆碱酯酶减少，影响神经、肌肉的正常生理功能。

(4) 肝硬化时乳酸转变为肝糖原过程发生障碍，肌肉活动后乳酸蓄积过多，引起乏力。

(5) 肝硬化时维生素E吸收障碍，引起营养不良性肌萎缩和肌无力。加重时，全身腰酸背痛、倦怠无力。

专家提示

肝硬化病人要从饮食上注意：热量要充足，摄入的饮食要有适量的蛋白质和丰富的维生素。既要为肝提供合适的原料，又不能负担过重。

21. 肝硬化病人为什么出现皮肤瘙痒？

肝硬化病人中约50%的病人出现皮肤瘙痒。皮肤瘙痒是比较特异的症状，以前多认为是隐性或显性黄疸的胆汁淤积于皮肤，胆汁酸刺激皮肤中的感觉神经所致。临床上采用考来烯胺（胆酪胺）治疗瘙痒有效，该药可在肠道内结合胆酸并阻止吸收，从而减少胆汁在皮肤的淤积，故可明显减轻瘙痒。但近期研究表明，皮肤瘙痒的病因并非如此简单，它和内源性中枢神经递质的活性异常有关，病人体内5-羟色胺、内源性阿片样物质活性增高和瘙痒程度相关。因此，它可能是肝受损后导致体内某类物质的异常增高所致，其原因尚待进一步研究。

专家提示

肝病病人主诉为皮肤瘙痒者，症状以原发性胆汁性肝硬化病人表现最多、最明显。肝功能代偿期，无黄疸者此症不常见。

22. 肝掌和蜘蛛痣是怎么回事？

在慢性肝病病人中，手掌的大鱼际、小鱼际处常发红，加压后可褪色，称为肝掌。蜘蛛痣是病人的面、颈、手臂、手背、前胸和肩等处出现红色斑点，是由小动脉及向外辐射的细小血管所组成的血管痣，形似蜘蛛而得名，该痣的特征是压迫中心后，其周围辐射的血管网可褪色。出现肝掌和蜘蛛痣，主要由于肝受损，对雌激素灭活功能降低，男性病人血清中睾酮降低、雌三醇升高；女性病人外周组织，如皮肤、骨骼、肌肉、脂肪中雌激素水平显著升高所致，肝硬化病人中有70%～80%的病人会出现蜘蛛痣。

专家提示

蜘蛛痣的病变直径常为3～15mm，除了见于慢性乙肝、丙肝、肝硬化之外，可见于长期饮酒者，还可在女性月经期、妊娠中见到，甲状腺功能亢进（简称甲亢）时亦可出现。如发现大量蜘蛛痣，则说明病人有慢性进行性肝病，或是肝硬化在皮肤上的疾病标志。

小贴士

虽然蜘蛛痣的出现在一定程度上可以作为慢性肝炎或肝硬化的标志之一，但是蜘蛛痣并不是肝炎、肝硬化所特有，许多能引起末梢小动脉扩张的疾病，均有可能出现蜘蛛痣，如类风湿关节炎、营养不良等。长期饮酒的人，甚至正常人也可偶然发现。女性在月经期或妊娠期发现蜘蛛痣并不稀奇，但这种蜘蛛痣常不典型。因此，见到蜘蛛痣不必大惊小怪，要根据不同对象及病史综合分析。

23. 肝硬化病人有哪些胃肠道症状？

（1）食欲缺乏：为最常见症状，有时伴恶心、呕吐，多由于肝硬化导致门静脉高压、胃肠道充血、胃肠道分泌与吸收功能紊乱。

（2）腹泻：相当常见，表现为大便不成形或稀便，无脓血及黏液，多由肠壁水肿、脂肪吸收不良、烟酸缺乏或寄生虫感染、肠道菌群失调等因素引起。少部分肝硬化病人其他症状不明显，而以腹泻为主要表现。

（3）腹胀：在临床上比较常见，多由于肝硬化时胃肠蠕动功能障碍、低血钾、胃肠胀气、腹水过多或肝、脾大等原因所致。

（4）腹痛：引起的原因有脾周围炎、肝细胞进行性坏死、肝周围炎、门静脉血栓形成和（或）门静脉炎等，也可因伴发消化性溃疡、胆道疾病、肠道感染等而引起。

专家提示

肝硬化腹水病人，突然出现无腹痛性腹泻者，要警惕腹膜炎的发生。

24. 黄疸与肝硬化有无关系？

黄疸是指血清胆红素过高（>34μmol/L），沉积于组织中，引起巩膜、黏膜、皮肤呈黄色的一种表现。胆红素主要来源于衰老的红细胞，红细胞正常寿命为120天，其衰老后被脾中的单核－巨噬细胞破坏，红细胞中的胆红素释放入血液中，随血液循环流至肝，并扩散进入肝细胞内。在肝细胞内代谢后，经由胆汁排出。当肝硬化发生后，功能性肝细胞数量减少，加上炎症破坏使肝细胞功能受损，肝内胆管破坏，直接导致肝对胆红素的代谢能力下降，排泌管道亦不通畅，使过多的胆红素淤滞于组织中，临床则表现为黄疸。如果肝硬化病人的全身皮肤黏膜因黄疸持续性加重加深，常表示肝细胞进行性坏死，提示其预后不良。

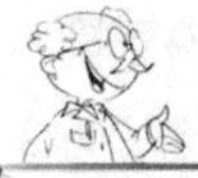

小贴士

黄疸是指皮肤、巩膜、黏膜因胆红素沉着所致的黄染，其血清总胆红素含量常在34μmol/L（约2mg/dl）以上。胡萝卜素血症也可出现皮肤、手掌黄染，有的人当甲状腺功能减退或肝功能不全时吃了新鲜的胡萝卜、南瓜、木瓜、橙子、菠菜后，蔬菜内的胡萝卜素无法在肝内转化为维生素A，而出现假性黄疸，查血清胆红素不增高。

25. 有的肝硬化病人为什么会出现头晕、失眠？

头晕、失眠是肝硬化病人最常见的症状之一。发生的原因主要是由于肝受到损伤后，肝的代谢功能、解毒功能发生障碍，使体内一些代谢废物及毒素不能迅速转化、溶解而排出体外，有毒物质在血中潴留、蓄积刺激脑、髓神经系统，而引起头晕、失眠。另外，肝炎致病因子直接侵犯神经系统及病人对疾病的恐惧，也常出现头晕、头痛、记忆力减退、失眠。

26. 肝硬化病人出现走路不稳为什么不可忽视？

肝硬化病人出现走路不稳，首先应想到病人有无肝性脑病。肝性脑病是严重肝病引起的、以代谢紊乱引起的中枢神经系统功能失调的综合征，其主要的临床表现是意识障碍、行为异常和昏迷，如不及时治疗，其昏迷程度就会加深。其次，肝硬化病人有时出现走路不稳，踩棉花感，易摔跤，要警惕是否患了肝性脊髓病。此病是肝硬化晚期的特殊并发症，特别是门-体静脉分流术后或自然门静脉侧支循环形成后，有毒物质不能通过肝解毒或慢性肝损害解毒功能下降，进入体循环导致慢性中毒，引起脊髓脱髓鞘改变。如未能及时控制，则可出现进行性无力、行走困难，易摔倒。肝性脊髓病进展缓慢，逐步加重，导致双下肢痉挛性瘫痪，严重者丧失行走功能。此外，走路不稳者还应做脑CT，判定并排除有无脑血栓、脑出血等发生。

小贴士

肝性脊髓病（hepatic myelopathy）又称肝硬化脊髓病、分流性脑脊髓病等，是晚期慢性肝病的一种特殊并发病症，临床较少见。自1949年Leigh与Card首先报道后，国内自1976年后陆续报道。北京地区已报道10多例。如有1例病人表现为乏力、食欲缺乏、腹胀11年，双下肢行走不便2个月合并腹水后入院。由于脊髓病（损害）不可逆，痉挛性截瘫往往是进行性加重，预后不良，常因肝衰竭、肝昏迷死亡。国外1998年Troisi等采用肝移植术治疗肝性脊髓病已获得成功。

27. 患肝硬化时为什么会出现腹胀?

患肝硬化时腹胀最为常见，多以下午、晚餐后为重。这是由于肝硬化时胃肠道及胰腺、胆道等同时被累及的结果。胃肠黏膜可出现水肿，小肠绒毛膜会变粗、变短，当病情严重时或迁延不愈时肠黏膜表面可变平，小肠绒毛膜甚至脱落。再加上胰腺分泌的消化酶减少，胆汁分泌失常等，必将影响消化功能，使脾胃消化不良，食物停滞在胃肠道内发酵、产气，出现腹胀。

肝受损伤后血流不畅、门静脉压力增高，以致胃肠道及肠系膜发生淤血、水肿、腹水，消化功能更进一步降低，加重腹胀。

专家提示

肝硬化合并肠道功能紊乱，是常见多发的疾病。其致病原因多而复杂，临床上常见腹泻、腹痛、消化吸收不良等，如饮食控制不适当，可使病期延长，影响肝病痊愈，造成病人健康状况不断恶化。

小贴士

肝硬化合并肠道功能紊乱病人饮食应以精制米面为主，副食食用瘦肉、鱼、鸡、肝、蛋、豆腐，提高血清蛋白。忌生冷及强烈刺激性食物，少进油脂饮食；烹调方式宜多样化，以利于消化吸收。

28. 肝硬化病人有哪些皮肤面色改变？

肝硬化病人皮肤变化多表现为面色晦暗或黝黑，色素沉着，这种皮肤改变往往是在长期病程后形成，一般称为“肝病面容”。原因如下。

（1）由于失代偿性肝硬化时，肝功能减退，肝对体内雌激素的灭活减少，使雌激素增加，引起体内硫氨基对酪氨酸酶的抑制作用减弱，酪氨酸变成黑色素的转化量明显增多。

（2）肝硬化者继发肾上腺皮质功能减退，肝不能代谢垂体前叶分泌的黑色素细胞刺激素，促使黑色素分泌增加。

此外，胆汁淤积性肝硬化病人表现为皮肤暗黄、无光泽，还可有皮肤黄褐斑及黄色瘤形成，系由血内类脂质浓度增高，沉积于皮肤所致。

专家提示

肝硬化病人皮肤变化多表现为面色晦暗或面色黝黑，色素沉着。但不能仅凭皮肤黑就认为得了肝硬化。有的人天生皮肤就黑，有的人长期野外作业，有的人从事煤炭开采，当然也有的人可能是病理性皮肤发黑，如肾上腺皮质功能减退等，必须全面了解病史，认真体检，辅以必要的化验或器械检查，综合分析，才能得出正确的结论。

29. 肝硬化病人为什么会有出血倾向？

肝硬化病人容易出现牙龈、鼻腔出血，皮肤摩擦处有瘀点、瘀斑、血肿，或外伤后出血不易止住等出血倾向，女性出现月经量过多或经期延长等。原因主要如下。

（1）由于肝功能减退，由肝合成的凝血因子如Ⅱ、Ⅶ、Ⅸ、Ⅹ等减少，导致凝血功能下降，化验可发现凝血时间延长、酶原活动度下降。

（2）肝硬化者多有脾大、脾功能亢进、血小板数量减少，同时血小板功能下降，使得止血作用减弱。

（3）肝硬化病人毛细血管脆性增加，维生素C缺乏、维生素K利用障碍，血内抗凝物质增加。一般来说，随着病程的进展，肝病程度加重，出血倾向会更加明显。

30. 肝硬化引起贫血的原因有哪些？

肝硬化时常有程度不等的贫血，其中2／3为轻至中度，主要为正常细胞性贫血或小细胞性贫血。偶见巨细胞性贫血。引起贫血的原因如下。

（1）大量红细胞长期淤滞在脾窦而发生溶血。

（2）脾功能亢进，对红细胞破坏增加，引起贫血。

（3）由于脂肪代谢紊乱，血浆中有某种异常类脂质可引起溶血。

（4）维生素B_{12}、叶酸等营养物质摄入不足、吸收不良和利用障碍。

（5）在非酒精性肝硬化时，失血和缺铁可能是贫血的重要原因。

（6）晚期病例常有红细胞生成抑制和铁的利用障碍。

31. 肝硬化病人有哪些内分泌失调表现？

肝硬化引起肝功能减退时，肝不能及时地将多余的雌激素、醛固酮及抗利尿激素消灭掉，致使其在体内蓄积过多。雌激素增加后，抑制垂体的分泌功能，致使雄激素减少，肾上腺皮质激素分泌也减少。这些激素的变化常导致以下内分泌失调表现。

（1）男性乳房肿大、阴毛稀少、睾丸萎缩、血清睾酮降低、雌三醇升高、雌二醇增加。

（2）女性病人月经过少和闭经、不孕。

（3）皮肤毛细动脉扩张、充血而形成皮肤赤缕血丝、蜘蛛痣和肝掌。

（4）性欲减退、生殖功能下降，男女均可发生。男性睾丸萎缩、精子数量减少和质量下降；女性表现为无排卵周期发生率增高或不孕症等。

（5）色素沉着可发生在面部，尤其是眼周围，手掌纹理和皮肤皱褶处也可有色素沉着。

专家提示

男性肝病病人要动态观察乳房的大小，当病情稳定时，肝功能恢复，雌激素水平在血中下降，此时乳房可能会萎缩，触痛消失；反之则乳房增大，甚至有乳汁分泌，触痛明显。但男性乳房增大，并不都是肝病引起，乳腺增生及乳房恶性肿瘤均可引起。另外，长期大量使用利尿药螺内酯亦有引起乳房增大的可能。

32. 肝硬化病人出现腹壁静脉曲张是怎么回事？

肝硬化病人在大量腹水出现的同时，会看到病人肚脐周围有如海蛇头状的静脉血管扩张，扩张静脉内的血液自脐孔向四周辐射流动，临床称为腹壁静脉曲张。正常情况下，胎儿和母体交换血液的脐静脉于出生后闭锁，由于肝硬化发生后，门静脉的压力升高，造成闭锁的脐静脉重新开放，门静脉内血液反流，经脐静脉、脐周静脉纡回入上、下腔静脉，这是病理性的侧支循环途径。严重的病人，可听到静脉内血流杂音，手指触诊可有震颤感。

腹壁静脉曲张是肝硬化门静脉高压病人侧支循环形成所导致的一种表现形式。

33. 肝硬化病人为什么会出现脾大和脾功能亢进？

这是由于肝门静脉的结构特点所致，肝门静脉接纳了肠系膜上静脉、肠系膜下静脉和脾静脉的回流血液，脾静脉回流血液占门静脉血量的30%，流经肝后，再注入下腔静脉，当肝硬化发生时，门静脉血回流受阻，压力增高；另外，肠系膜上、下静脉及脾静脉均无静脉瓣，不能阻止血液倒流，这就导致门静脉血液倒流，回灌脾内，并使血液长期淤滞，促使脾体积增大；另外，肝细胞坏死所产生的毒性物质，可刺激脾的单核-巨噬细胞增生和淋巴小结的增大，长期的淤血还可导致脾内纤维组织增生，上述因素导致了脾大。由于脾的脾髓细胞增生，脾破坏血细胞的功能增强，因此，肝硬化病人可伴有脾功能亢进，临床上表现为白细胞、红细胞、血小板等的减少。

专家提示

肝硬化门静脉高压是脾大、脾功能亢进常见的病因。脾亢进时脾内血小板的滞留量可达全身量的98%，红细胞的滞留量可达全身量的10%～45%。因此血小板计数经常不正常，严重者不足2万/ml。

小贴士

肝硬化并发血小板减少食疗方：花生米黄芪粥。

每次用带皮花生米（红皮更好）30g，黄芪30g，煮1～2小时，去黄芪取花生米及药液与大米50g一起加水熬粥。经常服用能提高免疫水平，升血小板，益气养血，补脾生血。

34. 为什么肝硬化易并发胆道感染?其临床特点如何?

胆管炎、胆囊炎统称胆道感染，嗜肝病毒不仅引起肝组织的广泛病变，同时还可以引起肝外许多组织、器官不同程度的损害，胆道感染就是其中之一。肝炎后肝硬化约85%的病人可并发慢性胆囊炎。

肝硬化易并发胆道感染的原因：①嗜肝病毒直接侵犯胆道系统；②嗜肝病毒的抗原抗体免疫复合物沉积于胆管、胆囊壁上及上皮细胞内，引起胆道的免疫复合物损伤；③肝细胞炎症、坏死时，分泌胆汁量减少及胆汁成分改变，胆道内环境的变化，常易伴发胆结石等；④胆管、胆囊运动功能减弱，造成胆汁在胆囊内淤滞和胆囊壁的刺激，还容易生长息肉；⑤胆管、胆囊受到嗜肝病毒直接侵犯，抗原抗体免疫复合物沉积，其防御细菌的能力下降，易继发细菌感染。

临床特点：肝硬化并发胆道感染时，常表现为剑突下右侧隐痛、胀痛、右肩背部痛，吸气时胆囊有触痛及莫菲征阳性的病人，应到医院做腹部B超检查。

专家提示

肝硬化病人患胆道感染，感染率达90%以上，应及时给予抗感染治疗，如不及时治疗可引起肝受损，导致肝功能异常，加重病情。

小贴士

怎样预防胆道感染?首先，一定要治疗原发病；其次要注意饮食结构，主食不用烧烤、油炸，炒菜不宜用荤油，多食用素食，少脂肪饮食，绝对禁酒。

35. 肝硬化病人产生腹水的因素有哪些?

早期肝硬化病人，多无腹水，一旦出现腹水，常提示病人可能进入肝硬化的失代偿期（晚期）。腹水形成的因素较复杂，主要与下列因素有关：①肝硬化门静脉压力增高，肝硬化后肝内血管纡曲变细，通过肝回流入下腔静脉的血流量减少，组织间液体吸收减少，而漏入腹腔；②肝硬化病人低蛋白血症，导致血液胶体渗透压降低，导致组织液向腹腔外渗；③有效循环血量不足，造成肾相对缺血，从而激活肾素–血管紧张素–醛固酮系统，导致水、钠潴留，肾小管对水重吸收功能加强；④由于血液回流受阻，肝窦内压力升高，引起交感神经兴奋，抗利尿激素分泌增多，又进一步加重水钠潴留程度，终致腹水形成。以上4种因素尚不能完全合理解释腹水形成原因，尚须进一步研究。

专家提示

腹水出现是肝硬化病人失去代偿能力时最多见的并发症。慢性乙肝和丙肝，出现腹水说明病情恶化。而长期稳定的肝硬化病人突然出现腹水，应高度怀疑肝癌的发生。

小贴士

（1）单纯酒精性肝病初次出现腹水，只要在禁酒和限盐后积极处理，腹水是可以逆转消除的，而非酒精性肝病一旦发生腹水，通常为进行性的，一定要立即就医，找医生帮助处理。

（2）在腹水形成和持续阶段所起的作用有所侧重，其中肝功能不全和门静脉高压贯穿整个过程。当白蛋白低于30g/L（正常值为40～55g/L）、门静脉压超过300mmH_2O（90～180mmHg）时易形成腹水。

36. 什么是门静脉高压？

正常时，肝的血液75%来自门静脉，25%来自肝动脉。门静脉汇集胃肠道、脾、胰和胆囊的血液，肝硬化时，肝内或肝外门静脉血流受阻，均可使门静脉压增高，长期门静脉高压引起的一系列并发症，出现充血性脾大，胃肠、腹膜的慢性充血和侧支循环建立等，称为门静脉高压症。

正常情况下，门静脉压力为0.7～1.5kPa，超过2.0kPa即有临床意义。经皮脾穿刺测得的脾内压力常可代表门静脉压力。门静脉高压是诊断中、晚期肝硬化的典型特征。

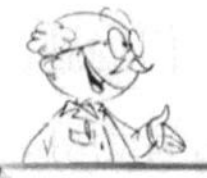

小贴士

门静脉高压的治疗原则包括病因治疗和降门脉压力治疗。如终末期肝硬化可做肝移植。降门静脉压力治疗有门-体静脉分流术，经颈静脉肝内门-体分流术（TIPS），还有内镜治疗及药物治疗等。在有经济支持的条件下，每周定期少量多次静脉输注新鲜血浆或人血白蛋白，对改善机体功能、恢复肝功能、提高血浆胶体渗透压、促进腹水的消退，肯定会大有帮助的。

37. 肝硬化门静脉高压有哪些临床表现？

肝硬化发展到一定阶段，逐渐出现如下一些主要临床表现。

（1）脾大：一般为中度增大（正常的2～3倍），有时为巨脾，并能出现左上腹不适及隐痛、胀满，伴有白细胞、红细胞及血小板数量减少，称为脾功能亢进。

（2）侧支循环建立与开放：门静脉与体静脉之间有广泛的交通支，在门静脉高压时，为了使淤滞在门静脉系统中的血液回流，这些交通支大量开放，经扩张或曲张的静脉与体循环的静脉发生吻合而建立侧支循环。主要有食管下段与胃底静脉曲张、脐周围的上腹部皮下静脉曲张、上痔静脉与中下痔静脉吻合形成痔核。其他还有肝至膈的脐旁静脉、肝肾韧带和网膜中的静脉、腰静脉或后腹壁静脉等。

（3）腹水：是肝硬化门静脉高压最突出的临床表现，腹部隆起，感觉腹胀，提示肝病已属晚期。

专家提示

肝硬化一旦出现脾大、腹水、血细胞减少、侧支循环建立和开放，如表现为腹壁静脉曲张呈海蛇头样改变或有痔核形成，对肝硬化门静脉高压的诊断最具特征性意义。

38. 肝硬化病人出现黑粪说明什么？

在急性消化道出血时，当出血量超过20ml时，粪隐血试验就会呈现阳性；而出血量达60ml时，粪便就会变为黑色。严重者粪便有光泽，像“柏油样”，临床上称为“柏油样便”。当肝硬化病人出现黑粪时，应特别注意，常揭示有门静脉高压性胃黏膜病变，可能并发溃疡出血及食管-胃底静脉曲张破裂出血，后者为肝硬化并发上消化道大出血最常见原因，其出血量常较多，病情危险，病死率高。当然另外一些因素也可以使粪便变黑，如食用猪肝、猪血或服用铁剂、铋剂等；下消化道出血（如小肠出血）且排便间隔时间较长，也会表现为黑粪便，但较少见。因此当肝硬化病人出现黑粪时，应立即送医院就诊，做粪常规、隐血试验及胃镜检查，以确定是否出血及出血原因，以便及时处理。

专家提示

消化道出血病人应禁食、禁水，为了使胃肠道得到充分休息，以促使出血部位组织的修复、再生及愈合。如此时进食或进水，会引起胃肠过度蠕动，不利于出血部位的愈合，甚至可使刚愈合的部位再次出血。

消化道出血停止，粪便颜色转黄后可以开始进食。首先应进冷流食，包括冷开水、果汁、米汤、藕粉等，如果病情稳定，再改为半流食，如稀粥、蛋羹、面条汤等，然后再过渡到软食，应循序渐进，少食多餐。

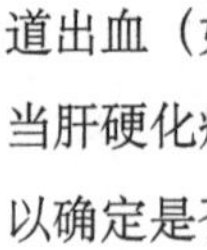

小贴士

肝硬化病人伴有胸腔积液的并不少见，为何单纯左侧胸腔积液最少？这是由于右侧有较大的肝在膈肌下，其肌层薄，对膈肌造成相当大的负担，使膈肌与肌腱连接处囊泡易形成小孔；而左侧膈肌膜肌力强而且厚，在左侧膈肌不易形成囊泡故左侧胸水发生率低。

39. 肝硬化病人出现胸腔积液是怎么回事？

肝硬化病人伴有胸腔积液（胸水）的不少见，其中以右侧多见，双侧次之，单纯左胸最少，仅有胸腔积液而无腹水者甚少。肝性胸腔积液无明显症状，大量胸腔积液时可出现严重的限制性呼吸困难，并可继发肺炎、肺不张、胸膜粘连等。胸腔积液的产生与下列因素有关。

（1）低蛋白血症，胶体渗透压较低，导致组织液漏出。

（2）由于门静脉高压，致使奇静脉、半奇静脉系统压力增高。

（3）肝淋巴流量增加以致胸膜淋巴管扩张、淤积和破坏，淋巴液外溢而形成胸腔积液。

（4）腹压升高，膈肌腱索部变薄，形成膈肌小孔，腹水即可漏入胸腔，临床上采用膈肌修补术和胸膜固定术后，胸腔积液可消失。

专家提示

肝硬化病人出现呼吸困难或不能平卧以及大量腹水者应想到出现胸腔积液的可能，以便及时治疗。但要注意肝性胸腔积液亦有无症状者。

小贴士

肝硬化病人出现脐疝如何进行家庭护理？

（1）平卧回纳脐疝。

（2）局部贴敷，不让脐疝外凸或用纱布压迫包扎。

（3）少吃能引起胃肠胀气的食物。

（4）保证每天排便通畅。

40. 肝硬化病人为什么容易出现脐疝和股疝？

在肝硬化伴有腹水时，因腹水内压增高很易引起疝气，在腹壁薄弱点突出，尤以脐疝较为常见，脐疝凸出时伴有静脉曲张，故局部呈紫蓝色，也有股疝形成者。当腹水消失、腹内压降低时，疝即消失。疝也可以出现于腹水积聚之前，这可能是由于小肠胀气造成腹内压增高所引起。小肠内气体增多常与细菌在肠道内过度繁殖、消化与吸收不良、肠动力减弱而蠕动减少、肛门排气障碍以及门静脉压力增高、肠壁发生水肿等因素有关。

41. 肝硬化常见并发症有哪些？

（1）肝性脑病：是肝硬化病人较常见的死因。

（2）上消化道大出血：由门静脉高压性因素诱发，以食管–胃底静脉曲张破裂出血最多见，其他出血原因有急性出血性糜烂性胃炎、贲门黏膜撕裂综合征等。

（3）感染：肝硬化易并发各种感染：如气管炎、肺炎、结核性腹膜炎、胆道感染、肠道感染、自发性细菌性腹膜炎及革兰阴性菌败血症等。

（4）原发性肝癌：肝硬化和肝癌的关系十分紧密，主要由乙型肝炎病毒或丙肝病毒引起的肝细胞损害，继而发生增生或不典型增生，病毒基因与肝细胞基因整合后出现变异，变异细胞对致癌物质（如黄曲霉素）敏感，在小剂量刺激下导致癌变。据资料分析，肝癌和肝硬化合并率为84.6%，显示肝癌和肝硬化关系密切。

（5）肝–肾综合征：肝硬化合并顽固性腹水且未获恰当治疗时可出现肝–肾综合征。其特征为少尿或无尿、氮质血症、低血钠或低尿钠，肾无器质性病变，故亦称功能性肾衰竭。此并发症预后极差。

（6）门静脉血栓形成：血栓形成与门静脉梗阻时门静脉内血流缓慢、肝硬化门静脉高压、门静脉内膜炎等因素有关。如血栓缓慢形成，局限于肝外门静脉，且有机化或侧支循环丰富，可无明显临床症状；如突然产生完全梗阻，则可出现剧烈腹痛、腹胀、便血、呕血、休克等。

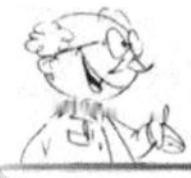

小贴士

电解质紊乱亦是肝硬化较常见并发症。治疗肝硬化并发症时，一定要防止过度利尿，避免大量穿刺放腹水、处理好消化道出血，防止低血容量的发生。还要防止继发性的电解质紊乱诱发肝性脑病（肝昏迷）。

42. 肝硬化并发自发性细菌性腹膜炎的诊断及危险因素是什么？

自发性细菌性腹膜炎（SBP）的诊断，可根据：①腹水培养阳性；②腹水中嗜中性粒细胞计数升高；③没有腹内的、可手术治疗等其他的感染来源。

自发性细菌性腹膜炎的危险因素，包括腹水蛋白浓度<10.0g/L、静脉曲张出血及以前出现过自发性细菌性腹膜炎。

专家提示

自发性细菌性腹膜炎最多见的致病菌为革兰染色阴性菌，治疗首选三代头孢菌素，如头孢噻肟，2g，每8小时静脉滴注1次。在使用抗生素的同时合并使用静脉人血白蛋白输注。必要时还可加用左氧氟沙星抑杀细菌。

43. 肝硬化失代偿期肠源性内毒素血症对肝病有什么影响？

（1）发生原因：①来源增多，肠道内毒素产生增高、肠道内毒素渗透入血增多、肠壁屏障受损（CHDF）。②肝清除内毒素能力下降，肝内、外门体分流增多，外周清除能力下降。当肠源内毒素来源多，在清除不力的情况下，内毒素血症就发生了。

（2）肠源性内毒素血症对肝病的影响，主要有以下4方面：①内毒素血症可使肝细胞能量生成受阻、氧自由基增加、生物膜受损、肝细胞坏死；②内毒素血症对肝细胞、吞噬细胞（KC）有直接的毒性作用，使KC细胞吞噬能力丧失；③内毒素血症损伤血管内皮，抑制肝抗凝血酶Ⅲ的合成，可诱发弥散性血管内凝血；④内毒素血症损伤肠黏膜上皮细胞使细胞间紧密连接破坏，肠黏膜屏障功能损伤，加重内毒素吸收，形成恶性循环。

专家提示

内毒素血症继发性肝损伤，过度炎症反应使肝细胞坏死，常可导致重症肝炎和急、慢性肝功能衰竭。

44. 什么是肝性脑病？

肝性脑病是肝功能严重损害，不能将血液中有毒的代谢物质解毒，或由于门-体静脉分流术后，门静脉中有毒物质未经肝解毒，通过侧支循环直接进入体循环，引起中枢神经系统代谢紊乱，以意识改变直至昏迷为主要表现的综合征。肝功能障碍包括可逆的代谢性脑病、脑水肿以及慢性和不可逆的脑结构改变。

肝性脑病也称肝昏迷，是由于肝严重损害，引起以意识行为异常和昏迷为主的中枢神经系统功能失调，主要与氨中毒有关，其次，与假性神经递质作用、氨基酸代谢不平衡、电解质代谢紊乱等因素亦相关。

小贴士

饮酒多少才会引起酒精性肝炎？如何计算酒精量？

常饮酒可引起酒精性肝炎、酒精性脂肪肝，最后演变为肝硬化。发病与否与饮酒的量和年数有关。男性每天饮酒量折算乙醇（酒精）含量>40g，女性>20g，持续5年以上或在近期（2周内）大量饮酒（每天80g），基本上肝都有不同程度的病变或损害。

含乙醇（酒精）量＝毫升数×所饮的酒精含量（度数）×0.8（酒精的比重）。

45. 肝性脑病有哪些诱发因素？

在肝硬化伴侧支循环或门-体分流术后的病例中，下列因素常可诱发肝性脑病。

（1）出血：食管-胃底静脉曲张破裂出血或胃黏膜糜烂等大出血后，可使门静脉血供进一步下降，加重肝损伤；出血性休克更促使肝细胞坏死，凝血因子更为减少，肝解毒功能进一步减弱；出血后肠道积血在细菌作用下产氨，使血氨升高促发肝性脑病。

（2）感染：严重感染可使体内组织分解、代谢增强，氨产量上升，发热和缺氧亦增加大脑对氨毒性的敏感性。

（3）大量放腹水或利尿：可使蛋白质丢失过多，加重肝损害，电解质紊乱出现低钾性碱中毒，有效血容量减少，影响肾血流量和肾小球滤过率，肾素和醛固酮增加，微小血管收缩，肾功能恶化，出现氮质血症，从而加重肝性脑病。

（4）摄取过多含氮食物：肝功能减退对蛋白质不能耐受，过多食用肉、蛋或其他含蛋白质食物，均可产生更多的氨，对大脑产生毒性作用。

（5）大量饮酒、大手术、麻醉、安眠药等可增加脑、肝、肾负担，诱发肝性脑病。

专家提示

诱因明确且易去除者经积极治疗，肝性脑病往往可恢复。302医院曾抢救一名肝炎后肝硬化屡发肝昏迷的病人，8个月中发生肝性脑病29次，但每次都救治达到清醒好转的程度。

46. 肝性脑病的临床表现如何？

肝性脑病的临床表现多种多样，发病与原发肝病有关。暴发性病毒性肝炎可无诱因而骤然发病，迅速出现昏迷，数日内可死亡。肝硬化伴有门–体分流者，常在诱发因素作用下出现昏迷，除去或控制诱因，且肝代偿能力尚佳时，神志可望恢复，但昏迷常反复发作。肝性脑病的临床表现可归纳为精神错乱和运动异常两个方面。

（1）精神错乱：轻重不等，长短不一，随个体而异。①有神志恍惚、沉默、情绪低沉、讲话缓慢、口齿不清、定向力和理解力减退、书写错误、不能完成简单运算及智力活动，如火柴杆摆五星、搭积木等都无法完成。②不少病人有睡眠改变，如白天嗜睡或昏睡，夜间失眠，以后木僵、嗜睡，终致昏迷。③也有的病人先出现欣快、多言、多动等兴奋甚至狂躁表现，以后转为精神抑制，最后发生昏迷。④有些病人衣冠不整，哭笑无常，甚至随处便溺，出现怪癖和幼稚行为，或妄想、幻觉、思维紊乱和行为异常。

(2) 运动异常：①扑翼震颤为肝性脑病最具特征的征象，严重时口角和舌，甚至四肢均可发生不自主抖动。②病人常常出现取物不准、握物不牢、步履不稳和其他运动失调如舞蹈样动作、共济失调等表现。③随着病变的进展，可出现腱反射亢进、肌张力增强、颈部阻力及锥体束征，甚至出现四肢屈曲、面部肌肉抽搐、头颈后扬及角弓反张等去大脑皮质状态。④进入Ⅳ度昏迷后，各种反射迟钝或消失，扑翼样震颤也引不出来。

专家提示

扑翼样震颤是肝性脑病较特异表现：在Ⅰ～Ⅲ期均可查出该体征，第Ⅳ期因昏迷而不能查出。肝病病人稍有行为异常、意识障碍如能查出扑翼样震颤，肝性脑病基本就可诊断。但扑翼样震颤并不仅是只在肝性脑病时出现，在低血钾、肾功能不全、肺功能不全、严重心力衰竭时都可短暂出现。

47. 肝硬化门静脉高压上消化道出血的病因有哪些？

肝硬化门静脉高压上消化道出血，已知有六大病因，依次如下。

(1) 食管-胃底静脉曲张破裂：为最常见的病因，其发病与门静脉压力呈正相关。一般发病急骤，出血量大，病情危重，复发出血率高，病死率亦高。

(2) 门静脉高压性胃病：占21%～59%，特点为肝功损害愈重，出血率愈高，发病表现与食管-胃底静脉曲张破裂出血相同，也可表现为慢性出血。

(3) 肝源性溃疡：肝硬化门静脉高压者，溃疡发病率较非肝硬化和一般人群明显升高。

(4) 异位静脉曲张：指食管、胃底以外的静脉曲张，主要发生于胃以下消化道和十二指肠、空回肠、结肠与直肠接口处。据资料统计，肝硬化异位静脉曲张的发病率为1%～3%，但肝外型门静脉高压者发病率为20%～30%。

(5) 胃窦毛细血管扩张症：比较少见，病变不同于门静脉高压性胃病，主要病变部位在胃窦部（不在胃底部），固有膜浅层毛细血管扩张，表现为上消化道急性出血或慢性出血。

(6) 肝性胃肠道功能衰竭：是晚期门静脉高压者因内毒素血症等因素导致多脏器功能衰竭的一部分。

小贴士

一般粪隐血试验阳性提示24小时出血量达5ml以上，出血量60ml以上出现黑粪，粪呈咖啡色时，失血量达100ml左右。胃内积血达300ml可引起呕血。

48. 食管-胃底静脉曲张破裂有哪些临床表现？

肝硬化食管-胃底静脉曲张破裂出血是临床常见而严重的病症，病死率高。常见临床表现如下。

（1）呕血：食管-胃底静脉曲张破裂时，约50%病人可出现呕血，多为鲜红色血液，也可为暗红色血液。其出血量多，来势凶猛，可呈喷射状，一次可达1000ml。呕血之前可有上腹饱胀感、恶心加重及呃逆等先兆症状。

（2）黑粪：部分病人仅有黑粪而无呕血，黑粪的色泽取决于血液在肠道停留时间的长短，如出血量大而速度快，粪便排出时往往呈鲜红色。可根据粪便色泽变化及次数来判断出血情况。

（3）心悸、心率快：由于大量血液丢失，血容量严重不足，心脏代偿性加快收缩而出现心率加速。早期可根据血压、脉搏的变化来判断出血的情况。

（4）头晕、黑矇或晕厥：为血容量不足，血压下降，甚至休克，大脑供血不足所致。

（5）皮肤灰白湿冷：出血后，机体为了保证心、脑、肾的供血，皮肤血管收缩和血液灌注不足而出现皮肤灰白、湿冷。

（6）血压下降：在出血初期，由于机体失代偿期收缩其他部位的血管，血液集中在心脏和大血管，此时血压正常或略低，随着继续出血，机体无法代偿，而出现血压下降，甚至出现休克。

（7）血红蛋白下降：出血早期（10小时以内），由于血管及脾代偿性收缩，红细胞比容与血红蛋白可无明显变化，后期血红蛋白水平才能反映失血的程度。

专家提示

食管-胃底静脉曲张破裂出血约占上消化道出血的25%。中国人绝大部分病例是由于肝炎后肝硬化、门静脉高压所致。临床上往往出血量大，呕出鲜血伴血块，病情凶险，病死率高。一旦诊断为肝硬化失代偿期病人要常规做胃镜检查，以防患于未然。

小贴士

肝硬化上消化道出血时输血的指征：出血量大而出现出血性休克时是输注新鲜血液的绝对指征。一般出血量小者，不必输血。脉搏>120/分、血压<90/60mmHg，血红蛋白<82g/L，是输血的客观指标。一般认为一次出血量在500ml以下、无全身症状、尿量每小时<30ml，提示有30%以上细胞外液丢失，此时肾血流量降低，测定中心静脉压有助于了解血容量情况。出现休克状态，提示为大量而急骤的出血，出血量在数小时内超过1000ml或失血量达循环血量的20%以上为急症输血的指征。

49. 如何用病理生理特点对肝硬化在治疗时进行分期?

根据肝硬化的表现，在临床上根据理化检测的阳性资料，常采用以下几个分期方法，并预测和指导治疗。

（1）组织学分期：肝硬化在组织学上表现为弥散性病变，正常的解剖学小叶结构被异常的结节和纤维组织间隔所替代。在Metavir分期、Ishak和Scheuer积分系统中，一旦肝纤维化达到最后一期，病理学上的“硬化”诊断就已建立并已达到终末期。

（2）临床表现分期：在临床上，肝硬化被分为代偿期和失代偿期。代偿期患者又被分为预后不同的有和无静脉曲张两种。失代偿肝硬化定义为出现门脉高压（腹水、静脉曲张出血、肝性脑病）或肝功能失代偿，失代偿期肝硬化又可进一步分出更严重的复杂性静脉曲张出血、难治性腹水、低钠血症和（或）肝-肾综合征时期。

（3）血流动力学分期：根据肝静脉压力梯度（HVPG）可间接反映门脉压力，能较好地预测静脉曲张和失代偿并发症的发生。

HVPG正常值为3～5mmHg，>10mmHg可预测患者发生静脉曲张和（或）临床失代偿事件，并被定义为出现临床显著门脉高压的阈值。HVPG<12mmHg时不发生复发性静脉曲张出血和腹水。在失代偿肝硬化发生静脉曲张出血时，HVPG>20mmHg是临床预后较差的预测指标。

非硬化肝和硬化肝的抗纤维化治疗难度不同。由于肝硬化持续进展可能导致患者快速进入失代偿期，因此对其逆转的需求更迫切，速度也需要更快。然而，硬化的肝病变更为严重，再加之病因可能持续存在和有并发症，治疗起来更为困难。当今，在对乙型、丙型肝炎抗病毒的治疗过程中，从病理上已证实肝纤维化完全可逆，而肝硬化也是可以逆转的。

代偿期肝硬化包括有静脉曲张（1期）或无静脉曲张（2期）两个亚期。代偿期肝硬化可被进一步细化为：①无门脉高压（HVPG<6mmHg）；②有门脉高压，但无临床显著意义（HVPG=6～10mmHg）；③有临床显著意义的门脉高压（HVPG>10mmHg或出现侧支循环)。进一步根据门脉高压和肝脏循环失功能的程度（有反复发生的静脉曲张出血、难治性腹水和肝肾综合征为更严重的分期）对失代偿肝硬化进行分期。

50. 肝硬化病人出现什么情况时应怀疑为肝癌发生?

原发性肝癌多发生在肝硬化基础上，有下列情况时应考虑并发肝癌的可能性。

（1）在积极治疗肝硬化时病情仍迅速发展与恶化。

（2）进行性肝大。

（3）无其他原因可解释的肝区疼痛。

（4）腹穿时出现血性腹水。

（5）无其他原因可解释的发热，抗生素治疗无效。

（6）血清甲胎蛋白持续性或进行性增高。

（7）B超或放射性核素肝扫描检查发现占位性病变。

专家提示

肝硬化不一定会导致原发性肝癌，人群调查仅发现2%～6%的肝硬化继发原发性肝癌，但不同的病因引起的肝硬化，其癌变的发生率也不同，就是最易癌变的乙型、丙型肝炎病毒引起的大结节性肝硬化，其10年随访的癌变发生率亦在10%以下。所以肝硬化病人既不用恐惧原发性肝癌的发生，以免加剧肝硬化的病情变化，但也不能麻痹大意，要警惕原发性肝癌发生的可能，防止饮食不科学或避免接触致癌物质，定期检查，以便早期发现、早诊断、早治疗。

小贴士

补硒对肝病病人有益吗？

研究发现微量元素“硒”对体外培养的肝癌细胞具有杀伤和抑制作用，对正常细胞却没有明显影响。人体储存硒的能力很弱，所以要经常食用含硒高的食品。如蘑菇、动物的肝肾等。但对含硒药物，切勿长期或超量服用。

51. 肝–肾综合征是怎么回事？

肝–肾综合征，又称为功能性肾衰竭，是指由于严重肝病病人体内代谢产物的损害，血流动力学的改变及血流量的异常，导致肾血流量减少和滤过率降低，而其肾并无解剖和组织学方面的明显病变。

肝–肾综合征的临床表现包括肝硬化失代偿期及功能性肾衰竭两方面的症状和体征。病人常有门静脉高压症、脾大、大量腹水、黄疸、氮质血症、少尿、低钠血症等。根据资料统计，肝硬化晚期有70%～80%的病人出现氮质血症。肝–肾综合征的主要表现如下。

（1）早期表现为少尿，继之无尿和出现氮质血症。起病可急骤，也可较为隐蔽。

（2）大多数病人都有大量腹水和黄疸，黄疸可波动很大，最终出现重度腹水和黄疸。

（3）病人症状逐渐加重，表现为食欲缺乏、乏力、恶心、呕吐、嗜睡、少尿甚至无尿、血压降低，可持续数日至数周，对治疗反应差。

（4）半数以上病人可出现肝性脑病。

（5）肝–肾综合征早期尿检可正常，中后期可有微量蛋白、红白细胞及少量管型，其特点与肾炎所致尿毒症相反。

（6）仅少数肝–肾综合征病人对治疗有效，多数持续加重，预后差。

专家提示

肝–肾综合征的临床特点是同时具有肝功能失代偿及功能性肾衰竭两大类症状。多见于有严重肝硬化或肝癌细胞广泛浸润的病人。在肝癌破裂出血、上消化道出血、大量排放腹水、大剂量使用利尿药、合并感染、手术等诱因之后，出现进行性少尿、恶心、呕吐、表情淡漠，甚至嗜睡、氮质血症、低尿钠等肾衰征象时，应怀疑并发肝-肾综合征，当每日尿量<500ml、血钠<130mmol/L、尿钠<7.5mmol/L、血尿素氮及肌酐升高、尿蛋白阳性，且能排除肾本身病变时，即可诊断。肝-肾综合征多数病程迁延，治疗困难，预后不良，存活率很低（<5%）。肝-肾综合征可发生于任何年龄，以中、老年为多，男女性别无明显差异。

小贴士

肝硬化腹水病人必须低盐饮食吗？

肝硬化腹水病人限盐应视血清钠水平而定。如果血清钠在正常范围，应低盐饮食，以利腹水及水肿消退。但肝硬化腹水病人常因服排钠利尿药而合并低钠血症，因限盐会造成水电解质紊乱，加重病情。故此时不应绝对限盐，应经常查电解质指导饮食。

52. 肝性脊髓病的临床表现如何？

肝性脊髓病的临床表现多以双下肢无力、行走困难开始，呈剪刀或痉挛步态，逐渐发展成双侧对称性截瘫，双下肢肌力减退，肌张力升高，膝腱反射亢进，锥体束征阳性，一般无感觉障碍。曾有病人出现音叉震动觉、关节位置觉的障碍。大多数无括约肌障碍、无肌萎缩，发病后长期卧床者可有失用性下肢肌萎缩。

专家提示

肝性脊髓病的治疗应针对原发病肝硬化给予内科积极治疗，以护肝、降酶、退黄及积极对症治疗，低蛋白饮食，补充支链氨基酸，调整肠道菌群，清洁肠道，减少肠道氨的形成与吸收，神经营养药物，补充多种维生素。经过积极治疗，截瘫症状多不能改善。曾有试行结肠游离术、门-体静脉分流口缩窄术等外科手术治疗，效果不理想；肝移植或可有良好效果。加强护理，积极给予双下肢被动锻炼，预防失用性肌萎缩，避免深静脉血栓、压疮等并发症，可以改善生存质量。

53. 妊娠合并肝硬化有什么危害？

妊娠合并肝硬化，对母体、胎儿均有较大的危害性，其特点如下。

（1）不能适应身体代谢与生理需要，生殖系统功能也明显低下，多不能受孕或妊娠。静止性肝硬化因肝功能尚好，故临床上见到的妊娠合并肝硬化病人，多属静止性肝硬化。

（2）促进静止性转化为活动性肝硬化。由于妊娠代谢增强、肝负担过重，促进了肝功能损害，加速静止性肝硬化向活动性肝硬化转化。

（3）重型肝炎发病率高、病死率高。妊娠合并肝硬化易发生慢性重型肝炎，对母体生命威胁较大，病死率很高。其危险程度为：晚期妊娠合并肝硬化>中期妊娠合并肝硬化>早期妊娠合并肝硬化。

（4）产后出血多见。妊娠合并肝硬化可使凝血酶原时间延长及血清纤维蛋白减少，因此，在分娩中可导致大出血，重者可引起死亡。

（5）对胎儿影响严重。妊娠合并肝硬化，对胎儿可产生严重的影响：①发生死胎及流产、早产较多；②个别胎儿发生畸形；③肝炎病毒宫内感染胎儿，有的婴儿一出生即可患病毒性肝炎，或为病毒携带者，或是先天性肝硬化。

54. 早期肝硬化恶化时有哪些表现？

早期肝硬化恶化可有10种表现，出现以下10种情况时应该特别注意。

（1）出现高度疲乏，以至生活自理都感到困难。

（2）高度食欲缺乏，每日主食难以维持200g。

（3）高度腹胀（以午夜为重），坐卧不安，彻夜难眠，气短发憋。高度腹胀往往是有腹水的表现，而胸闷憋气可能是出现胸水的征兆。

（4）明显出血倾向。不仅牙龈出血、鼻出血，皮肤、黏膜也出现出血点，注射针刺部位出现瘀斑，以上表现预示病人凝血机制严重异常。一旦出现柏油样黑粪甚至血便和呕血，则明确说明肝硬化门静脉高压引起了胃底或食管静脉曲张破裂出血。实验室检验凝血酶原活动度降至40%以下，又伴有呃逆不止者应视作消化道出血的先兆。

（5）下肢水肿、颜面胖肿、腹围增加，也是出现腹水的标志。

（6）尿量日趋减少，每日<500ml，这种情况预示着肝–肾综合征有可能发生。

（7）近期出现难以控制的低热，伴中性粒细胞增高，提示有可能出现严重的腹腔感染或其他部位的感染，也可能是由于内毒素血症或肝细胞进行性坏死引起。

（8）化验检查发现低血钠、低血钾和低血糖，经一般处理不能缓解，提示体内存在电解质紊乱。

（9）病人神志不清，突然兴奋多语，语无伦次，有定向、计算能力障碍时，要特别注意肝昏迷的发生。

（10）眼睛和皮肤突然黄染加重，血清胆红素化验发现短期内迅速升高；或者黄疸加深持续时间过长，同时伴有凝血酶原活动度明显下降，此时很可能出现肝大面积坏死，发生重型肝炎。

肝硬化病人及其家属，平时对上述10种指征应作为防范和观察的重点。定期复查肝功能系列（转氨酶、胆红素、蛋白电泳、凝血酶原时间和活动度等），半年至1年查1次乙肝表面抗原及抗体、乙肝e抗原及抗体、核心抗体，做数次甲胎蛋白检查，每年检查1次B超。应当在自我疗养、保健的同时，定期随访，与专科医师保持联系。一旦出现上述变化，应该及时到医院进一步诊治。

55. 肝硬化不同分期的临床表现有哪些？

肝硬化临床上分为肝硬化代偿期（早期）和失代偿期（晚期）。

（1）肝硬化代偿期：症状轻，缺乏特异性，常见有乏力、食欲缺乏、饭后上腹饱胀、厌油腻、肝区不适等，偶有腹泻或便秘，消瘦。症状间歇性出现，劳累时加重，休息或治疗后缓解。体征：一般状况好，面部轻度色素沉着，肝轻度大，表面光滑，质偏硬，可有轻度压痛，少数病人可有脾大。肝功能在正常范围内或轻度异常。

（2）肝硬化失代偿期：主要为肝功能减退和门静脉高压所致的症状和体征。而脾会逐日增厚、增大。主要有倦怠、乏力、食欲缺乏、腹胀、两胁痛，肝功能显著减退，肿大的肝常会缩小，且出现腹水、水肿、黄疸、发热等。

专家提示

乙肝病毒携带者及慢性乙肝病人要定期复查，否则发展到肝硬化失代偿期再到医院就诊治疗，难度会增大且肝硬化已不可逆转。代偿期如能及时发现，针对病因合理治疗，则能延缓肝硬化进展、甚至逆转肝硬化，对于延长生命、提高生活质量有很重要的作用。特别提醒没症状的乙肝阳性的朋友，每3～6个月到专科医院就诊1次。

小贴士

代偿期肝硬化病人只要注意生活饮食有规律，可从事力所能及的工作。失代偿期肝硬化病人已发展到不能维持正常生理功能，常不能正常生活和工作。

56. 慢性肝炎/肝硬化患者什么情况下容易发生重型肝炎？

可使疾病变重的原因，有以下8种：①重叠感染或病毒变异；②极度疲劳、紧张、生气、吵架，工作超负荷运行；③症状已明显，但未引起重视，仍未检查、未休息；④饮酒过量；⑤感染，尤其是不佳饮食后的胃肠炎，大量内、外毒素侵入肝；⑥情绪不好、细胞免疫指标差、免疫功能降低；⑦重感冒，特别是黏液病毒可能促进乙肝病毒的复活；⑧受内、外因的影响，机体免疫反应性改变。我国的重型肝炎中以慢性重型为主，也就是慢性肝衰竭，病因以HBV感染为主，占89.7%，治疗上以支持、预防感染及并发症等综合治疗为主。

小贴士

慢性肝炎、肝硬化病人在生活工作中要避免重感冒，极度疲劳、紧张、生气、吵架，严禁饮酒，继发或合并感染等。还不宜多用药，乱吃补品。情绪不好也可使免疫功能降低诱发慢性重症肝炎的发生。如有不适及时就诊复查。

专家提示

肝病患者应绝对禁酒。长期大量饮酒可引起肝营养障碍，早期的脂肪肝随后发展成肝硬化。如果在此基础上再饮酒，则可促进肝硬化向肝癌转化。现已发现单纯酒精性脂肪肝可发生肝癌，与其Ⅱ型醛化酶的基因变异有关。

第三部分

肝硬化患者的辅助检查及临床意义

57. 肝硬化时肝功能检查相关各项指标的意义是什么？

肝功能检查对肝硬化的诊断和治疗都有重要意义。常用的肝功能检查项目介绍如下。

（1）血清丙氨酸转氨酶（ALT）：即谷丙转氨酶（GPT），人体组织中丙氨酸转氨酶在肝内最高，故检测丙氨酸转氨酶是反映肝细胞受损的最敏感的一项指标。丙氨酸转氨酶升高主要见于各型肝炎的急性炎症期和慢性肝炎的活动期，当肝硬化进展或伴有肝细胞损伤的肝炎症活动时，丙氨酸转氨酶就可升高，但必须排除各种胆系、胰腺疾病及心肌炎、大叶性肺炎、各种感染或药物引起肝损害等。

（2）天冬氨酸转氨酶（AST）：即谷草转氨酶（GOT），肝细胞内也含有天冬氨酸转氨酶，肝细胞内线粒体损伤时，天冬氨酸转氨酶可升高，但不如丙氨酸转氨酶敏感；当肝细胞严重坏死时，天冬氨酸转氨酶活力可高于丙氨酸转氨酶。如果没有心脏疾病（如心肌梗死）天冬氨酸转氨酶和丙氨酸转氨酶常同时升高，则提示肝细胞受损明显，时间较久。

（3）血清胆红素（TBIL）测定：血清胆红素并不反映是否存在肝硬化，但可提示黄疸的性质。肝细胞性黄疸时，血中直接胆红素和间接胆红素均增高。

（4）血清白蛋白测定：蛋白代谢是肝代偿能力的重要表现，是慢性疾病损害后的反映。肝硬化时血清白蛋白合成减少，球蛋白升高，血中白、球蛋白比值降低甚至倒置，比值越低，说明肝代偿能力越差。

（5）蛋白电泳：蛋白电泳出现γ-球蛋白比例增加，提示慢性肝病。肝炎肝硬化失代偿时，γ-球蛋白增高最为显著。

（6）凝血酶原时间活动度测定：当肝功能严重受损时，凝血酶原时间测定是一项较为敏感的指标，肝硬化晚期时凝血酶原时间延长。活动度<60%，当凝血酶原活动度≤20%，提示病入晚期。

（7）碱性磷酸酶（AKP）：在肝炎后肝硬化无特异性，多在梗阻性黄疸、原发性胆汁性肝硬化和肝内肿瘤时明显升高。

（8）γ-谷氨酰转肽酶（γ-GT）：在胆汁淤积型肝炎、慢性活动性肝炎、胆汁性肝硬化和原发性肝癌时升高较明显。

（9）胆碱酯酶（CHE）：胆碱酯酶≤4500U/L提示慢性重度肝炎。肝硬化时胆碱酯酶值偏低，提示肝储备功能不足。

（10）免疫球蛋白测定：肝炎后肝硬化以免疫球蛋白G（IgG）及免疫球蛋白A（IgA）增高多见，多以免疫球蛋白G增高为主。原发性胆汁性肝硬化时免疫球蛋白M（IgM）增高，酒精性肝硬化时常见免疫球蛋白A（IgA）增高。

专家提示

肝硬化时定期检测肝功能十分重要，否则等到出现明显消化道症状、黄疸、腹水、出血、昏迷、癌变等病情变化时才到医院，会耽误诊治甚至危及生命。

58. 活动性肝硬化的常规化验有何意义？

活动性肝硬化常有轻、重不等的肝酶增高，并伴随轻重不等的其他肝功能试验异常。但血清转氨酶的增高并非是肝硬化的特征，更不是失代偿肝硬化标志性的表现。只是说明肝硬化可能由于病毒复制，病情正在波动或活动。活动初期常见酶指标升得较高，类似高度活动的慢性肝炎；随后肝酶可呈持续的轻、中度增高。其中天冬氨酸转氨酶的增高较丙氨酸转氨酶显著。但随着有的病人黄疸出现并加深时，有的丙氨酸转氨酶反而会有所下降，甚至接近“正常”水平，呈现活动性肝硬化时的“疸酶分离”现象。

活动性肝硬化病人的黄疸及血清胆红素突然上升常表示乙型肝炎病毒正在活动，其黄疸深度与肝细胞坏死性炎症的程度相一致。深度黄疸常标志肝细胞有大量损害，肝衰竭可能会接踵发生。总胆红素和直接胆红素升高的程度是判断病毒破坏肝细胞和活动性炎症严重度的可信标志。

对肝硬化确诊最有辅助诊断意义的指标是血浆清蛋白降低，同时A/G比质倒置。

血清肝纤维化4项只能说明，血中正在合成并向肝坏死组织部分堆积纤维化的趋向和程度，或肝正在积砌纤维胶原的标志，并不能判断肝已经纤维化的程度和区分肝硬化的程度。

专家提示

辅助诊断肝硬化较有价值的化验参数主要有4个：①血小板计数降低；②ALT/AST比值<1；③A/G比值倒置；④γ-GT（GGT）或AFP增高。但不能据此就确定活动性肝硬化诊断，要确诊还须做影像学（B超、CT、磁共振）检查。肝穿刺进行活体组织学检查是具有特异性诊断肝硬化是否活动的金指标。最后还须由专科医生做出综合判断。

59. 活动性肝硬化在B超上有何表现?

活动性肝硬化常见结果是门静脉高压。B超常可发现脾大（脾厚≥40mm），肝门静脉横径≥14mm，脾静脉横径≥9mm，血流速度比正常人缓慢；用B超血管造影可见门-体侧支循环的形成，并可见肝组织质地和表面有凹凸不平等明显改变，还可见弥散性条索样变和大小结节性改变，还可能合并有新生物或肝细胞癌肿。根据上述B超或CT、磁共振的特点，可结合临床考虑肝硬化的可能判断，其灵敏度仅约40%。因为以上参数并非是特异性的，因此，医生单纯依B超结果下结论，可能会出现主观判断上的错误。

专家提示

活动性肝硬化病人常伴转氨酶上升，但在代偿期，病人常无明显不适感觉，仍可全身心地投入工作。当患者出现腹水，食管或胃底明显静脉曲张或大出血，甚至肝昏迷时，才去住院救治。医学建议：每年应查体1次，发现有乙肝、丙肝病毒感染者，至少每半年应去专科医院查病原学指标、肝功能和B超各1次。

60. 查肝纤维化4项标志物有何意义？

肝纤维化4项常用透明质酸（HA）、层黏连蛋白（LN）、Ⅲ型前胶原肽（PCⅢ）、Ⅳ型胶原（ⅣC）作标志物。其临床意义，见表3-1。

表3-1　肝纤维化4项主要反映肝胶原合成情况

项　目	正常参考值	临　床　意　义
透明质酸	<90μg/ml	肝炎后肝硬化早期指标
层黏连蛋白	<140μg/ml	中晚期肝纤维化可能伴门静脉高压
Ⅲ型前胶原肽	<100ng/ml	早期肝纤维化(酒精性肝硬化形成时显著升高)
Ⅳ型胶原	<120ng/ml	与Ⅰ、Ⅲ型胶原同步，标志肝纤维化伴门静脉区胶原增加

注：以上指标的升高常提示肝组织内纤维化形成，但这些指标的特异性不强，不能作为肝硬化诊断的指标。不要因为某一两项指标的异常就认为自己已经发展到了肝硬化。诊断肝硬化要根据患者的慢性肝炎病史、临床表现、肝功能检查和B超检查综合判断。肝穿刺组织病理检查是判断肝纤维化程度和肝硬化诊断最可靠的依据

61. 肝硬化时肝穿刺活检有何价值？

（1）可以明确有无肝硬化存在。

（2）鉴别肝硬化的临床类型，是酒精性肝硬化，还是原发性胆汁性肝硬化，或肝炎后肝硬化；同时可以判别肝硬化是否活动等。

（3）确定肝纤维化和肝硬化的程度，为临床药物治疗及预后的判断提供客观依据。

（4）判断药物治疗的动态效果及病情变化情况。

（5）鉴别黄疸的性质和原因，临床上难以确定黄疸的病因时，可以做肝活检。

（6）对多种肝病做出鉴别诊断。如肝肿瘤、脂肪肝、肝结核及肝脓肿等。

小贴士

肝的活体组织检查包括通过肝穿刺、腹腔镜及外科剖腹术采取的肝活体组织标本，虽然后两者标本准确，但均须做外科手术，费时、费钱。目前采用B超指导下定位肝穿既损伤小，又准确、安全。

62. 内镜检查对肝硬化有何价值？

（1）内镜检查可直接发现是否存在食管−胃底静脉曲张，克服了钡剂检查漏诊轻度静脉曲张的缺点。

（2）内镜可明确发现食管−胃底静脉曲张的分布走行、曲张程度及静脉表面有无红色征、糜烂和血痂及活动性出血的部位。

（3）急性上消化道出血时，急诊内镜检查对判断出血部位和原因有重要意义，还可行内镜下止血治疗，如喷洒止血药、进行硬化剂注射等。

（4）如发现曲张的静脉有近期出血征象，可采取有关措施，并决定下一步的治疗，以防止曲张静脉破裂大出血。

（5）内镜可直接确诊食管、胃及十二指肠有无溃疡、糜烂、炎症和肿瘤等病变。

小贴士

当肝病病人出现上消化道出血症状时，首先要考虑肝硬化导致门静脉压力增高，门静脉高压症可通过上消化道钡剂造影、内镜检查、B超、CT、MRI、血管造影等做出判断，若上消化道大出血病人一般情况好，生命体征稳定，可行胃镜急查及镜下止血治疗。一般止血效果好。若病人已处于休克期或已昏迷则应内科保守治疗至生命体征稳定后再行胃镜检查。

63. 什么是Child−Pugh分级？

1964年，Child将血清胆红素、腹水、血清白蛋白、凝血酶原时间及一般情况5个指标的不同程度，分为3个层次进行计分。5个指标的最低分为5分，最高分为15分，根据计分多少分为A、B、C三级。但这一评估方案中的“一般情况”不易把握和计数，以后Pugh将肝性脑病的程度作为评判指标之一而代替了“一般情况”，即为Child-Pugh肝功能分级（表3-2）。

表3-2 肝硬化时反映肝功能的Child-Pugh分级

Child-Pugh分级 临床及生化指标	1分	2分	3分
肝性脑病	无	1、2级	3、4级
腹水	无(或少量)	轻度(中等量)	中度以上、不易消除
血清胆红素(μmol/L)	<34.2	34.2～51.3	>51.3
血清白蛋白	>35	28～35	<28
凝血酶原时间延长	1～3	4～6	>6

注：积分限定A级5～6分为患者预后好，手术危险小；B级7～9分为手术危险性中等；C级10～15分者为患者预后差，手术危险大

64. 甲胎蛋白检测有何临床价值？

（1）原发性肝癌病人的甲胎蛋白（AFP）含量和阳性率：“如无肝癌其他证据，甲胎蛋白对流免疫电泳方法阳性或定量>500ng/ml持续1个月以上，并能排除妊娠、活动性肝病、生殖腺胚胎肿瘤等”即可诊断为原发性肝癌。甲胎蛋白的诊断界限并不统一。界限划高了虽然诊断的正确性会提高，却会漏掉最有治疗价值的早期肝癌病人。临床实践倾向于甲胎蛋白的诊断界限为300～400ng/ml。对于50～300ng/ml者也应密切追查，以免遗漏有根治希望的早期病人。甲胎蛋白的增长速度可以反映原发性肝癌细胞的增长速度，多数病人平均倍增期为60日，在甲胎蛋白浓度较低，倍增期较长的阶段做出诊断并及时治疗，将有根治的可能。而要抓住这个时期，目前最有效的办法是利用高灵敏度的甲胎蛋白测定定期进行人群普查。定期普查和对慢性肝病病人进行甲胎蛋白定期检查的时间间隔最好是半年，按倍增期为30日推算，经半年时间甲胎蛋白由0ng/ml可升至640ng/ml。如果在此时能发现，治疗上仍不失良机。如果倍增期以60日算，则每年普查1次，也可大大提高早期肝癌的检出率。

（2）对原发性与转移性肝癌作鉴别诊断：原发性肝癌甲胎蛋白升高，转移癌甲胎蛋白下降，癌胚抗原（CEA）阳性率为90%。

（3）正常与异常妊娠：正常妊娠时通常2个月后孕妇血清甲胎蛋白开始升高，妊娠3～9个月达高峰，最高达500ng/ml左右。某些异常妊娠时甲胎蛋白可能更高。应与原发性肝癌相鉴别。

（4）卵巢和睾丸的内胚窦囊瘤：内胚窦囊瘤又称卵黄囊瘤，即过去所谓的胚胎瘤。用免疫荧光染色法等证明内胚窦瘤可以合成甲胎蛋白，所以血清甲胎蛋白检测也是诊断内胚胎瘤的特异性指标。首都医院报道10例卵巢内胚胎瘤，术前血清甲胎蛋白（0.14～20）$\times 10^5$ng/ml，手术切除后甲胎蛋白下降，复发时甲胎蛋白又升高。

（5）胃肠道肿瘤：各种来源于内胚层的胃肠道恶性肿瘤包括胃癌、胰腺癌、十二指肠癌、胆囊肿瘤等均已报道有部分病例血清甲胎蛋白升高，特别是胃癌。不过，胃肠道恶性肿瘤甲胎蛋白升高幅度不大，多在500ng/ml以下，个别胃癌肝转移甲胎蛋白升高较显著。胃肠道癌症与原发性肝癌的鉴别有时较为困难，特别是早期阶段，现采用CEA等肿瘤标志物联合检查才能加以区别。

（6）活动性肝病：急慢性肝炎和肝硬化甲胎蛋白升高较为常见，Alpert等报道199例病毒性和非病毒性肝病，其中血清甲胎蛋白升高概率较高的是肝大量坏死、急性病毒性肝炎、肝硬化和慢性活动性肝炎，而急性酒精或药物中毒性肝炎只有个别病例甲胎蛋白轻微升高，胆汁性肝硬化和血色素沉着病则未见甲胎蛋白升高。活动性肝病甲胎蛋白升高幅度通常较大，多在800ng/ml以下，少数在1000ng/ml左右，个别达3000ng/ml。肝癌与活动性肝病的鉴别主要依靠甲胎蛋白动态观察，活动性肝病是肝细胞出现再生而甲胎蛋白升高为一过性，且常与血清丙氨酸转氨酶的活性变化相平行。随血清丙氨酸转氨酶活性升高出现甲胎蛋白的一过性升高，随病情好转而下降。根据国内外资料，慢性迁延性和活动性肝炎及肝硬化癌变的危险性很大，比自然人群肝癌发病率高100倍以上。这种甲胎蛋白持续低浓度升高病人可能一部分已处于早期肝癌阶段，即存在微小肝癌；一部分存在着持续性肝细胞增生，具有这种病变的肝细胞对致癌物高度敏感，可以看作是一种癌前期病变。这种病变由甲胎蛋白这样一个易于检测的指标反映出来，使我们有可能及早发现，对这种病人进行癌变的阻断研究具有重要意义。

甲胎蛋白检测方法的评价：①大大增加了对原发性肝癌早期发现和早期诊断的机会，从而明显提高了肝癌的治疗效果；②能够明确指示肝癌手术切除的彻底性，评价治疗效果并判断预后，及早发现转移及复发，以便早期处理；③扩大了甲胎蛋白的检测范围，不仅可以用来发现原发性肝癌，而且可以用来发现肝癌的癌前病变和产生甲胎蛋白的胃肠道癌症，还可以用于产前诊断，及时发现颅脑畸形、开放性脊柱裂、先天性肾病、先天性消化道闭锁、脐膨出、死胎等。

专家提示

甲胎蛋白是人体在胚胎时期血液中含有的一种特殊蛋白，胎儿出生后，血清甲胎蛋白浓度下降，几个月至1年内降至正常，正常成人血清中含量极微，除肝细胞癌可显著升高外，妊娠、胚胎癌如睾丸癌、卵巢癌和极少数胃、胰、胆管、结肠直肠癌也可升高，但其绝对值不如肝细胞癌高。慢性肝炎、肝硬化可有甲胎蛋白的分子变异体，亦可有一过性升高。因此血清甲胎蛋白检测结果必须结合临床症状与超声检查才有诊断意义。血清甲胎蛋白对肝细胞癌有特异诊断价值，尤其是动态变化测定，如甲胎蛋白连续4周阳性，同时丙氨酸转氨酶正常，并且排除上述其他疾病，可以诊断肝癌，其阳性率可达60%～80%。

小贴士

不是所有肝癌均表现为甲胎蛋白升高。为早期发现肝癌，尚需要定期行影像学检查。近年来也在探索其他血清标志物作为早期肝癌的筛选，或联合多项指标进行检测以提高检出率。

65. 如何早期发现肝纤维化？

肝纤维化是肝实质受损的早期变化，临床症状和体征均不明显。因此，诊断主要依靠组织病理学活检；血清学的一些指标对纤维化检测有一定的参考价值，2000年病毒性肝炎防治方案中对肝纤维化指标进行了明确的分期，采用肝组织活检标本，通过常规HE染色，再加上特殊染色及免疫组化等方法，可以明确肝纤维化的诊断，但由于病人在病变早期不愿接受这种有创伤性的检查，所以人们通过动物实验和临床病理研究，找到了一些血清学纤维化检测指标，常用的有：透明质酸（HA）、Ⅳ型胶原（C—Ⅳ）、Ⅲ型前胶原氨基末端肽（PⅢNP）、层黏连蛋白（LN），这4项血清纤维化指标与肝纤维化程度有较好的相关性，但它反映的是纤维化进程是否活跃，并不能反映纤维沉积的严重程度，在静止期肝硬化的检测中，往往不能真正反映其肝硬化程度。另外，超声、X线、CT等影像学也有一定参考价值。总的来讲，肝组织活检病理学诊断仍然是诊断肝纤维化的金标准。

专家提示

做肝穿刺、肝纤维化4项和B超后将结果综合分析，常可以早期发现肝纤维化的存在。

66. 评估肝纤维化、预测肝硬化有无新技术、新方法?

（1）可通过肝纤维化扫描的新技术，代替肝活检来评价疾病向肝硬化进展的情况。利用肝的僵硬程度来判断肝纤维化/硬化的分级。这个仪器目前起名“FibroScan”，是利用穿过一个2～5cm大小的肝的部分，50赫兹（Hz）波的剪切流速（shear velocity），之后将结果转换成千帕（kPa）压力值。FibroScan（FS）是一种新型的肝纤维化无创检测仪器，利用弹性波检测肝硬度，从而评估肝纤维化程度。2010年亚太肝病上，贾继东教授报道了FibroScan在中国慢性HBV感染的多中心临床实验，以验证FibroScan的临床诊断价值，入选486例患者，这些患者半年内做过肝穿病理检查。结果表明，肝硬度检测与组织学纤维化程度具有较好的相关性，并认为这项检测技术可以用于监测中国慢性乙肝患者的肝纤维化。

（2）美国LOK教授采用：①血小板计数；②天冬氨酸氨基转移酶（AST）/丙氨酸氨基转移酶（ALT）比值；③国际标准化（INR）所建立的计算模型，可准确预测慢性丙型肝炎病人的组织学肝硬化。根据临界值如<0.2，则可排除肝硬化，其误差率为7.8%；如临界值>0.5则可确诊肝硬化，其误差率为14.8%，并认为此模型至少可使50%的慢性丙型肝炎病人免于肝穿刺。

67. 当前无创性肝纤维化、肝硬化的理化检验和影像学检查方法有哪些?

（1）血清学检查：最常用的是肝纤维化4项检测。

（2）正在研究试用中的纤维增生标记物，如纤维基质分子，基质成分裂解物，金属蛋白酶（MMP）及其抑制药，相关细胞因子如转化生长因子-1（TGF-1）。

间接指标如谷氨酰转肽酶（GGT）、天冬氨酸氨基转移酶（AST）、血小板计数（PLT）、凝血酶原时间（PT）、总胆红素（TBIL）等。

（3）影像学检查：超声成像（B超）、计算机X线断层扫描（CT）、磁共振成像（MRI）、纤维内镜、肝瞬时弹性测定法（FibroScan，FS）等。

68. 目前医院开展的无创性肝纤维化诊断手段有哪些?适用于哪些患者?

诊断手段：①B超；②肝瞬时弹性测定（FibroScan，FS）法；③CT；④磁共振（MRI）；⑤肝纤维化4项检测；⑥肝纤血清组合指标（FibroTest，FT），包括谷氨酰转肽酶（GGT）、结合珠蛋白（haptoglobin）、总胆红素（bilirubin）、载脂蛋白（Alapolipoprotein A）、2–巨球蛋白（2–macroglobulin），结合病毒复制情况、年龄和性别等指标作综合分析。

适用范围：各种慢性肝病。如慢性乙型肝炎、丙型肝炎，非酒精性脂肪性肝病，药物性、代谢性、自身免疫性、胆汁淤积性肝病等。也适于肝移植术后的随访，预测肝硬化的并发症等多方面都可以应用。

单纯采用FS法，对肝组织病理纤维化2级（S_2）以上的各种慢性肝炎诊断敏感性达88%左右，特异性83%；对F4级敏感性及特异性结果可更高。优点：无创、价格适中，操作简便，患者易于接受。但有肥胖脂肪肝的患者会影响该检查结果的正确性。

69. 采用肝瞬时弹性测定对肝纤维化、肝硬化的诊断标准如何评估?

评估，见表3–3。

表3–3　FS测定值对肝纤维化、肝硬化的评估

测定值范围(kPa)	评 估 病 理 程 度
0～7	正常或轻度异常，相当于病理肝纤维化程度S_0
7.1～11	指标异常，相当于病理肝纤维化程度S_1～S_2
11.1～16	明显升高，相当于病理肝纤维化程度S_2～S_3
>16	提出肝硬化

70. 核苷（酸）类似物长期治疗慢性乙肝的风险如何？

对于未经治疗的慢性乙肝，采用拉米夫定治疗时1年内大部分有效，但耐药情况逐步出现。经过5年治疗的慢性乙肝对拉米夫定的耐药率达69%。阿德福韦酯单用的抗病毒效果远比不上拉米夫定，因此常把拉米夫定与阿德福韦酯联合使用。

替比夫定单独使用，在半至1年内，使HBeAg转阴和转化为小三阳的比例较拉米夫定、阿德福韦酯高，但使用2年左右的耐药发生率也会陆续出现。另外替比夫定如与干扰素合用，不良反应大，曾发生过死亡事故。

恩替卡韦对大三阳（e抗原阳性）患者可实现HBeAg血清学转换和乙肝病毒（HBVDNA）转阴，但HBsAg未转阴者，虽经巩固治疗，停药后仍可面临乙肝病毒反弹和复发风险。

无论是拉米夫定+阿德福韦酯合用，还是单用恩替卡韦或替诺福韦，当治疗获得HBeAg血清学转换后，再进行6个月甚至1年的巩固治疗再停药，近3年的观察，仅22%的患者可维持持续病毒学应答。即使在小三阳形成后，如果HBsAg滴度不降，停药后复发仍是核苷类药物抗病毒治疗中的重要问题。

71. 如何解决核苷类长期治疗乙肝停药后的复发风险？

核苷类药物长期治疗停药后复发的风险与机体未能适应良好的特异性免疫反应有关。而长效干扰素（PEG-IFN）属于具有免疫调节作用的抗病毒物，其对机体的免疫正负调节均能产生作用，因此能通过有限疗程实现免疫控制。PEG-IFN不仅在治疗期间可使HBV-DNA和乙肝病毒表面抗原（HBsAg）明显下降，且在停药后，患者仍能继续维持应答，还可有效控制HBV复制并降低远期的肝癌和肝硬化风险。

近几年临床实践已证实：采用长效干扰素联合某一种核苷类药物常可缩短慢乙肝的疗程；恩替卡韦或替诺福韦治疗乙肝达到一定指标后再用PEG-IFN序贯治疗，可以提高临床治疗有效率。

OSST方案显示：恩替卡韦（ETV）经治患者，当HBV-DNA已检测不到时，对其中HBeAg接近清除，且HBsAg<1500U/ml的患者，即可采用PEG-IFN的序贯治疗48～72周，HBsAg的清除率为25%。这为患者摆脱核苷类药物长期治疗的困

扰提供了新的治疗策略，也正在吸引更多的学者关注和临床进一步探索。

72. 长效干扰素加核苷类药物治疗慢性乙肝的研究进展如何？

专家认为：对乙肝患者可选用恩替卡韦治疗。为提高HBeAg血清学转换率必要时可改用PEG-IFN。而恩替卡韦与长效干扰素联合使用，则可获得更高停药后的乙肝持久应答和临床治愈率。至于何时采用序贯或转换治疗，联合恩替卡韦和长效干扰素治疗的时间和理想疗程，还值得进一步探讨。近期报道，在原先单用恩替卡韦的病人中加用聚乙二醇干扰素24～48周的疗效和安全性良好，还能降低肝细胞癌（HCC）风险。

73. 哪些化验指标对评估肝硬化、食管静脉曲张有意义？

（1）建立3分评分系统对临床评估食管静脉曲张有意义。①凝白酶原活动度（PTA）；②血小板计数（PLT）是与患者食管静脉曲张有相关性的2个指标。北医一附院根据PTA与PLT的不同组合建立了如下3分评估标准（表3-4）。

表3-4　PTA与PLT测定值对食管静脉曲张的评估

分值	评 分 内 容	灵敏度	特异度
0分	PTA≥70%且PLT≥100×10^9/L	100%	0
1分	PTA≥70%而PLT≤100×10^9/L	89.10%	32.50%
2分	PTA<70%而PLT≥100×10^9/L	70.60%	65.00%
3分	PLA<70%且PLT<100×10^9/L	64.70%	77.50%

注：如果门诊和住院诊断为慢性肝病肝硬化患者，查出其化验指标PTA<70%，并且其血小板计数≥100×10^9/L的情况时，可考虑暂缓做食管、胃镜检查

（2）凡出现肝性脑病者或曾经在慢性肝炎基础上发生过腹水的病人，结合3分评估标准，常需进行胃镜检查，以确定食管静脉曲张的存在和严重程度。并应给予相应治疗。

（3）总胆红素异常程度、肝门静脉>13mm或≤13mm，脾厚>4cm或≤4cm等变量只能作为衡量食管静脉曲张的参考指标。这些指标的高低差异与食管静脉曲张的存在及严重度之间并无直接关系。

专家提示

所谓好的纤维化诊断方法，应当有助于评估、反映患者用药治疗后组织学改善的情况。要正确诊断肝纤维化、肝硬化，做肝穿刺、行肝活检病理组织学检查依然是金标准，但仍有局限性。近年来，无创伤性的理、化诊断方法的确立已成为国内外学者关注的热点；也深受肝病患者的欢迎。

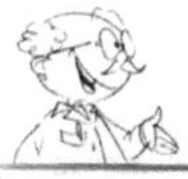

小贴士

肝硬化患者如出现高度疲乏、食欲缺乏、严重腹胀、明显出血倾向、下肢水肿、尿量减少、低热、眼睛皮肤黄染加重等症状，说明有病情恶化的表现，应及时去医院复查肝功能或入院治疗，以免导致严重后果。

第四部分

预防、逆转及延缓肝硬化的措施和药物选择

74. 2013年各国治疗慢性乙肝抗病毒治疗的管理指南有何变化?

2013年6月以来欧美更新了慢性乙肝患者的诊疗和管理指南。总的来说是对儿童、青年和成人HBsAg阳性属于代偿期的慢性乙肝患者，首选长效干扰素作为一线治疗药，疗程为48周。如美国对慢性乙肝患者的抗病毒用药顺序上规定：在大三阳成年代偿期乙肝患者抗病毒应首选PEG-IFNα2a；在治疗24周后，如HBV-DNA下降<2logU/ml和乙肝表面抗原（HBsAg）>20 000U/ml者，则应给予替诺福韦酯（TDF）作为二线治疗；对TDF不能耐受或者禁忌者，则选用恩替卡韦（ETV）；用PEG-IFNα2a治疗48周仍未达到HBeAg血清学转换或转换后又转阳者，则给予TDF或ETV二线治疗。若TDF治疗48周仍可检测到HBV-DNA，则应评价患者的依从性。依从性良好者可继续治疗至96周，如仍可检测到HBV-DNA，则需加用ETV。对于HBeAg阴性代偿期成人患者，首选长效干扰素PEG-IFNα2a作为一线治疗48周。在经治24周时HBsAg未下降，HBV-DNA下降<2logU/ml者，则考虑停用干扰素改用ETV或TDF作为二线治疗。

对于成年失代偿肝病患者，首先要与肝移植中心联系管理。对于无拉米夫定（LAM）耐药史患者，即可给予ETV一线治疗，否则用TDF，但对肾损伤患者，则该减少TDF剂量。

对于妊娠或哺乳期女性，必须评估并告知患者抗病毒治疗对其本人和婴儿的利弊，妊娠晚期HBV-DNA>10^6U/ml，可给予TDF降低HBV母婴传播风险。TDF

开始治疗后，应定期检测HBV-DNA定量，并在婴儿出生后每个月检测丙氨酸转氨酶；分娩后4～12周停止TDF治疗，但符合长期治疗标准的女性除外。对婴儿应进行乙型肝炎的主动和被动免疫，并按指南要求定期随访。告知患者，若婴儿已按指南要求进行乙肝免疫，则哺乳无母婴传播风险，在哺乳期内，母亲也可继续抗病毒治疗。

75. 当今对乙肝应采取什么防控策略？

据世界卫生组织（WTO）统计，全球慢性乙肝病毒（HBV）感染患者约2.4亿；我国2010年对慢性乙肝的抽样调查发现：慢性乙肝患者至少3149万人，但接受抗病毒治疗者400万，仅占12.7%；而在国外大多数乙肝患者都在接受抗病毒治疗。

对需要抗病毒治疗的慢乙肝患者，初始治疗时应首选恩替卡韦或替诺福韦酯，青壮年、身体情况和条件允许者，鼓励早用干扰素制剂。目前乙肝尚无彻底治愈的方法，只能较好控制。仅5%患者可在治愈后HBsAg转阴性，HBeAg转化的仅占36%；70%的乙肝患者需要长期抗病毒治疗，防止病情进展、恶化。

面对乙肝，当今最佳预防办法，是普种乙肝疫苗。除新生儿外，希望既往未用疫苗的男女青壮年，都该普及乙肝疫苗的三次接种。

76. 乙肝、丙肝及早期肝硬化患者使用干扰素治疗时需适应哪些不良反应？

中国乙、丙肝防治指南推荐长效干扰素（PEG-IFN）为病毒性肝炎、早期肝硬化治疗的较好药物选择。2014年以来的临床实践均证实，PEG-IFN对乙、丙肝炎及早期肝硬化患者的疗效（病毒学持续应答率）可达50%～75%。

长效干扰素的不良反应与干扰素的常见的常见不良反应相同。有5%～8%的治疗者可出现寒战、发热、头晕、肌痛、恶心、腹泻、中性粒细胞减少、贫血，甚至出现精神抑郁。治疗1周后流感样症状逐渐减轻，抑郁症状则在治疗4周后出现并逐渐加重。约11.5%接受干扰素治疗的患者，治疗期间可出现甲状腺功能异常，大都会表现为亚临床症状。

使用长效干扰素的患者<3%的严重不良反应：严重抑郁、出现自杀企图、精神病、心绞痛、心包积液、心肌梗死、视网膜缺血、眼肌麻痹、粒细胞缺乏。这些患

者需及时停药，做相应治疗，也可完全恢复。

丙肝患者如在PEG-IFNα联合利巴韦林治疗后出现贫血，可首先将利巴韦林减量，如血红蛋白低于85g/L，则需停用利巴韦林；当出现血小板$<50\times10^9$/L时，应将PEG-IFNα减量，但当血小板$<25\times10^9$/L时，即应停用干扰素及利巴韦林。另外，如用药后出现甲状腺功能减退现象时，则应停药并转专科医生协助治疗。对出现抑郁症的患者，轻度抑郁症时，可用抗抑郁药对抗（通常不停干扰素）；中度抑郁症时，PEG-IFN需减量50%；重度抑郁症时，就得停用干扰素治疗，并请精神科医生指导治疗。

77. 接种乙肝疫苗能预防肝硬化吗?

中国是乙肝大国，有1.2亿表面抗原携带者、3000万现症病人，每年有28万人死于乙肝相关的疾病。我国每年因乙肝所致的直接经济损失至少300亿～500亿元人民币，乙肝引起的肝硬化和肝癌的经济损失达9000亿元。据临床数据显示，感染慢性乙型肝炎15～50年，最终可发展为肝硬化或肝癌。乙型肝炎至今没有根治的方法，WHO（世界卫生组织）指出，接种疫苗是预防乙型肝炎唯一有效的方法，可使95%以上的接种人群获得保护，至少可降低85%～90%与乙型肝炎病毒相关的死亡率。因此，接种乙肝疫苗可以预防乙肝相关性肝硬化及肝癌的发生，同时有利于卫生资源合理配置，以最小的成本投入获得最大的收益。

78. 注射乙肝疫苗后就不会患乙肝了吗?

乙肝病毒表面抗体（抗-HBs）的出现是注射乙肝疫苗成功的标志。表面抗体是中和抗体，它是一种保护性抗体，反映机体对乙肝病毒具有保护性免疫力。乙肝疫苗接种后，只要表面抗体持续阳性并保持较高的效价，就可以免受乙肝病毒的感染。有时乙肝表面抗体虽为阳性，但是抗体效价较低，仍不足以保护机体。乙肝表面抗体的效价与保护能力呈平行关系，滴度低于10 000U/L（用半定量法：<10mU/ml）不能防止乙肝病毒再感染。因此，注射过乙肝疫苗后，应该定期复查乙肝病毒5项指标，如果乙肝病毒表面抗体滴度低于10 000U/L，仍须再次注射乙肝疫苗，以确保乙肝病毒表面抗体滴度大于10 000U/L。一般接种乙肝疫苗产生表面抗体后，每2～3年应复查1次乙肝病毒5项指标，密切注意表面抗体的变化。

有极少数人在接种乙肝疫苗后，体内产生的抗-HBs滴度很低，达不到保护阈值，这样就不能有效地阻止乙肝病毒的感染。另外，乙肝疫苗接种后，抗-HBs随时间推移，滴度会逐渐下降，当抗-HBs滴度降至保护阈值以下时，也就不再对乙肝病毒有免疫力了。

因此，为保证预防效果，接种第三针乙肝疫苗后1个月，应抽血化验查二对半，若抗-HBs呈阳性，说明接种成功，同时还应查抗-HBs滴度。若抗-HBs滴度最高值仅为10～100mU/ml（即1万～10万U/L），最好在6个月后再复注射1次；如抗-HBs滴度值为101～1000mU/ml时，应于首次接种后1～2年复测抗-HBs；若抗-HBs在1001～10 000mU/ml时，可在4～6年复测；当发现抗-HBs滴度低于10mU/ml时应立即注射。

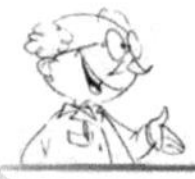

小贴士

有的人在注射乙肝疫苗之前实际已经感染了乙肝病毒，自己并不知道，这些人往往都是无症状慢性乙肝病毒携带者。平常身体没有不适，自认为没有乙肝，这种情况下注射乙肝疫苗，实际上根本没有任何用处。还有的人在注射乙肝疫苗之前，虽然检查过乙肝病毒指标，乙肝病毒表面抗原为阴性，但是不能完全排外仍有隐性感染的可能，尤其是乙肝病人的亲属，很有可能既往已有乙肝病毒感染的可能，此时，应用聚合酶链反应或斑点杂交技术，对这些人群血样进行检测，有可能发现体内依然存在乙肝病毒，在这种情况下，已是乙肝病毒的现症感染者或携带者，再接种多少次乙肝疫苗也无济于事。

79. 肝硬化的治疗原则是什么？

日前，肝硬化的治疗应以综合治疗为主。首先要抓住病因治疗。如由乙型、丙型病毒性肝炎引起的肝硬化一定要抓住时机尽早抑杀病毒。同时以扶正保养（固本）为主，防止病情进一步加重。失代偿时除了关注抗病毒、保肝、恢复肝功能外，还要积极防治并发症。一般来说治疗原则如下。

（1）积极抗病毒同时监测病情变化：如HBV-DNA或HCV-RNA持续阳性且ALT异常，就应该继续抗病毒治疗。

（2）合理饮食及营养：肝硬化病人合理饮食及营养，有利于恢复肝细胞功能，稳定病情。优质高蛋白饮食，可以减轻体内蛋白质分解，促进肝蛋白质的合成，维持蛋白质代谢平衡。如肝功能显著减退或有肝性脑病先兆时，应严格限制蛋白质食物。足够的糖类供应，既保护肝，又增强机体抵抗力，减少蛋白质分解。肝功能减退、脂代谢障碍，要求低脂肪饮食，否则易形成脂肪肝。高维生素及微量元素丰富的饮食，可以满足机体需要。

（3）改善肝功能：肝功能中的转氨酶及胆红素异常多提示肝细胞损害，应按照肝炎的治疗原则给予中西药结合治疗，合理使用维生素C和B族维生素、百赛诺、水飞蓟、甘利欣、茵栀黄注射液或黄芪、丹参、冬虫夏草、灵芝及猪苓多糖等制剂。可根据医生经验，酌情选用。

（4）抗肝纤维化治疗：近年国内研究使用复方鳖甲软肝片、黄芪、丹参等药物治疗肝纤维化和早期肝硬化，已取得较好效果。

（5）积极防治并发症：肝硬化失代偿期并发症较多，可导致严重后果的食管-胃底静脉曲张、腹水、肝性脑病、感染等并发症，均应根据病人的具体情况，选择行之有效的治疗方法。

专家提示

我国肝硬化以肝炎后肝硬化居多，常由乙型病毒性肝炎迁延不愈而成。其抗病毒治疗的一般适应证为：①HBV-DNA≥10^5拷贝/ml，HBeAg阳性或阴性；②ALT≥2倍正常值上限，如用干扰素治疗，ALT应≤10×ULN，血清总胆红素水平应<2×ULN；③如ALT<2×ULN，但肝组织学KnodellhAI≥4或中度（$G_{2\sim3}$）及以上炎症坏死（或）中度（S_2）以上，纤维化病变；④持续HBV-DNA阳性且丙氨酸转氨酶异常或伴有并发症者，不易用干扰素时均可选用核苷类药物（拉米夫定、阿德福韦脂或恩替卡韦）治疗。

80. 肝纤维化、肝硬化经过有效治疗能够逆转吗？

肝纤维化的发展是一个动态的过程，如果病毒复制得到有效抑制，肝损伤病变处于静止状态，肝纤维化就可以逆转。当然这与肝的结构与功能的改变程度有关，病变越轻，逆转的可能性越大。在临床上许多慢性肝炎肝纤维化患者通过治疗得以逆转，一些肝已经失去代谢功能的肝硬化病人，经过适当治疗后获得了好转或痊愈。临床实践和医学研究的结果打破了肝纤维化、肝硬化不可逆转的传统观点，给广大肝病患者带来了新的希望。

专家提示

患者慢性肝炎发展到肝纤维化期，不必惊慌、害怕，一定要在医生指导下合理治疗，逆转肝纤维化，防止肝硬化的发生。

81. 肝纤维化能够逆转的病理学基础是什么？

肝纤维化主要是一种病理概念，是指肝组织内细胞外基质（extracellular matrix，ECM）成分过度增生与异常沉积所导致的肝结构和（或）功能异常改变的病理变化。几乎所有的慢性肝病，包括慢性乙型（丙型）病毒性肝炎、慢性血吸虫病、慢性酒精与药物性肝损伤、自身免疫性肝病等均伴有这一病理变化。肝纤维化的进一步发展，可形成肝硬化，严重影响患者的健康与生命。直到20世纪70年代之前，人们对肝纤维化的重要性认识还很少，对其病理机制也多以为是由于肝实质细胞坏死、导致肝网状支架塌陷而形成，是一种被动与不可逆的病理过程。至20世纪70年代医学科学家基本阐明了肝纤维化的病理形态特征及其在慢性肝病中的重要作用，发现肝纤维化是一种结缔组织的主动性增生过程。但是对这些增生结缔组织的细胞来源与代谢特点，则知之尚少。20世纪80年代后期以来，随着肝细胞分离培养与生化及分子生物学技术的发展应用，肝纤维化的基础研究取得了长足进步，基本阐明了肝纤维化形成、发展与消退的病理生理特点，尤其是肝星状细胞（hepatic stellate cell，HSC）的作用及其活化调控机制。目前对肝纤维化广泛认可的概念包括：肝纤维化是机体对慢性损伤的主动性修复反应，以肝ECM增生与沉积为特征，形态上表现为肝窦毛细血管化与肝小叶内纤维化；功能上可引起肝功能减退、门静脉高压等。只有慢性损伤才引起肝纤维化，自限性的急性损伤不会引起肝纤维化。HSC活化是肝纤维化形成的细胞学基础，胶原等肝ECM代谢失衡、生成大于降解是其生化学基础。在2005年上海召开的首届国际中西医结合肝病学术会议上，美国著名的肝纤维化研究专家Scott L.Friedman在其“肝纤维化，肝病领域的新前沿”的专题报告中提出“不仅肝纤维化是可逆的，一定程度的肝硬化也是可逆的”观点。

82. 肝纤维化治疗策略是什么？

（1）去除病因。

（2）保护细胞，抗氧化。

（3）抗炎症，免疫调节。

（4）抑制肝星状细胞活化。

（5）调节细胞外胶原基质的合成和降解。

（6）促进人胶原细胞的凋亡。

（7）促进肝细胞再生。

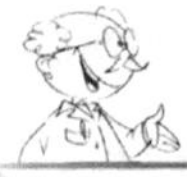

小贴士

不同状态的慢性乙肝和丙肝病毒感染者，如果有生化、肝纤维化或病理学肝病证据，不论有无肝硬化，均应进行抗肝纤维化治疗。逆转肝纤维化应该进行综合治疗。在病因控制、抗炎基础上可以选用抗纤维化药物，研究及临床实践表明，复方鳖甲软肝片具有抗肝纤维化、预防肝硬化、逆转早期肝硬化的作用。

83. 怎样防止或阻止脂肪肝进展为肝硬化？

重要的是从预防、治疗脂肪肝入手。防止酒精性和非酒精性脂肪肝，防治肥胖症，去除高血压，拒绝高脂血症和代谢综合征。做到生活有规律、科学膳食，防止营养过剩或恶性禁食减肥等不科学行为，戒酒，坚持锻炼。运动疗法和饮食疗法一样都是肥胖症和脂肪肝的基础治疗。注意谨慎用药，轻度脂肪肝只要找出并去除病因，加强食疗和锻炼，无需服药即可康复。另外有的调节血脂的药物，在促进血液中脂质运输至肝进行代谢排泄时，由于脂肪肝常伴肝脏脂质代谢障碍，用药不慎，就会增加肝负担。如弹性酶及氯贝丁酯等调脂药应用不当，极易导致肝损害和肝酶升高，并可使肝脂肪沉积加剧。又如烟酸及其衍生物也有肝损害的报道，长期用药甚至出现门脉和门脉周围纤维化及纤维性胆管炎；右旋甲状腺素、丙丁酚等调节血脂药也有一定“肝毒”反应；鱼油等多烯不饱和脂肪酸可加剧酒精性肝损伤；他汀类使用不当也有急性胆汁淤积性肝炎和转氨酶升高的报道。有不少降脂保肝中西药的安全性和疗效尚待验证。在实践中也观察到，有的病人长期滥用调节血脂异常的降脂药后发生门静脉炎、门静脉周围纤维化，甚至加速脂肪肝向肝硬化发展。因此我们认为：脂肪肝患者使用调脂药时，一定要有医生指导，坚持由小剂量开始，严密观察，谨慎使用。如果用药1～2个月尚无效果就应停止使用。服用新的调脂药时每隔半个月至1个月要查1次肝功能。并应根据医生要求，积极避免药物对肝的损害。

定期查体，早期发现脂肪肝，动态观察肝、肾功能，血脂、血糖和代谢综合征数据或影像学B超、CT、磁共振等相关指标变化，找到进展性脂肪肝的相关病因，医患配合，共同阻止脂肪肝病变的进展和恶化。

84. 治疗老年人肝硬化应该注意什么？

（1）加强支持疗法：随着年龄逐渐增大，老年人全身生理功能逐渐低下，体质较差，肝合成蛋白的能力降低，因此应特别注意加强支持疗法，定期输注血浆、蛋白制剂与复合氨基酸，以利于增强体质，有助于腹水消退和预防出血等。

（2）积极预防与治疗并发症：老年人肝硬化并发症较多，特别是并发感染的概率增多，故应积极预防和治疗并发症，迅速控制感染。应选择最有效的抗生素，剂量应足够，疗程应适当长一些，但应避免使用对肾有毒性的药物。

（3）用药剂量应严谨：老年肝硬化病人肝药物代谢能力低下，特别是单胺氧化酶系统的功能低下，因此对老年肝硬化病人用药应慎重，剂量要比青壮年适当减少，以免发生意外。

（4）合理使用利尿药：对于有腹水和水肿的老年肝硬化病人，注意掌握好剂量，一般剂量要偏小。在使用利尿药的过程中，还应特别注意防止水和电解质的紊乱。

（5）及时处理好上消化道出血：老年肝硬化病人并发上消化道出血时，输血是一项必要的措施，但应注意输血量和输血速度，以防发生肺水肿。有冠状动脉硬化者应避免使用血管加压素，对于这类病人，急诊手术死亡率很高，亦应尽量避免。

专家提示

老年人肝硬化如果HBV-DNA阳性，且丙氨酸转氨酶（ALT）和（或）天冬氨酸转氨酶（AST）增高，也应考虑规范的抗病毒治疗。同时辅以免疫调节、抗纤保肝和对症处理。

85. 急、慢性肝炎及肝硬化病人经常须服用哪些维生素类制剂？

维生素是人体六大营养要素（糖、脂肪、蛋白质、盐类、维生素和水）之一。大多必须由饮食摄取，少数可在体内合成或由肠道细菌产生。患肝病时，由于消化道症状重，摄入维生素不足或机体吸收维生素的能力障碍，一些药物的干扰作用均可导致肝病病人产生继发性维生素缺乏症。

过去治疗乙型肝炎、肝炎后肝硬化和应对慢性肝炎常用的脂溶性维生素有维生素A、维生素D、维生素E和维生素K等，常用的水溶性维生素有维生素B_1、维生素B_2、烟酸、维生素B_6、维生素C、叶酸、维生素B_{12}、干酵母制剂等。

86. 肝炎、肝硬化病人应该掌握使用维生素A和维生素D的哪些知识？

维生素A：具有促进肝细胞生长，维持皮肤、结膜、角膜正常功能，参与视紫红质合成，增强视网膜感光力，参与体内许多氧化过程。进食蛋白质、脂肪量不足，体内胆盐及维生素E缺乏都可影响维生素A的吸收利用。维生素A吸收后存贮肝中，几乎全部在体内代谢分解，并由尿、粪排出。肝病病人兼有夜盲症、眼干燥症、角膜软化症、皮肤干燥综合征，妊娠、哺乳的妇女和婴儿以及消化道癌症病人，有严重维生素A缺乏症者，成人每日10万U口服，3日后改为每日5万U，给药2周，然后每日1万～2万U，再用药2个月。1−8岁儿童每日0.5万～1.5万U，给药10日；婴儿每日0.5万～1万U，给药10日。补充日常需要，成人每日5000U，哺乳妇女每日5000U，婴儿每日600～1500U，儿童每日2000～3000U即可。特别注意：长期大剂量服用维生素A（每日10万U超过6个月）可发生急、慢性中毒。婴幼儿中毒可表现为食欲缺乏、皮肤瘙痒、毛发干枯、脱发、口唇皲裂、易激动、骨痛、骨折、颅内压增高（头痛、呕吐、前囟宽而隆起），停服2周后症状会逐渐消失。

维生素D：能促进钙、磷在小肠及肾小管内吸收。当维生素D缺乏时，人体吸收钙、磷能力下降，使钙、磷沉积，骨组织的成骨作用受阻，甚至骨盐再溶解，致儿童佝偻病，成人发生骨软化病，可见婴儿、产妇发生手足抽搐、惊厥等症。维生素D对牙齿的发育也有密切关系。佝偻病病人常兼有龋齿。口服维生素D_2每日

500～5000U，1～2个月后改成每日400U的预防量。重症佝偻病患儿，可肌内注射维生素D_3注射液30万～60万U（1ml）。用前及用时须服钙剂。1个月后再重复肌内注射1次（两次总量不超过90万U）。钙剂可用10%氯化钙5～10ml，每日3次，连用2～3天口服补充。

维生素D_3：又称骨化三醇，有胶囊剂，每粒0.25μg、0.5μg。对甲状旁腺功能低下和佝偻病的1-5岁儿童，每日0.25～0.75μg，6岁以上和成人，每日0.5～2μg（用量须个体化）。对血液透析病人的肾性营养不良者，每日口服0.25μg，1个月内两次血钙浓度仍低者剂量可达到每日0.5～1μg。该药用量太大，可引起高钙血症，表现为眩晕、恶心、呕吐、腹痛、肌无力、精神紊乱、烦渴、多尿、胃痛、肾结石、肾钙质沉着，严重者可导致心律失常等。同时服用巴比妥类或苯妥英钠可加速维生素D类的代谢；考来烯胺可减少维生素D的吸收。

双氢速甾醇：又名双氢速变固醇，是维生素D的长效制剂。每瓶油溶液100mg（100ml），一般用于治疗有甲状旁腺功能低下及手足搐搦症的成人，每日0.2～2.5mg，数日后改用0.5mg维持，并可根据病情调整个体化剂量。

生活中经常吃鱼、动物肝及肉类、蛋黄、乳汁、奶油、鱼子、蟹黄、鱼油的人，没有必要再补充维生素A、D制剂。

87. 肝病病人为何经常需要选服维生素B类药物？

（1）维生素B_1又称硫胺素。药用盐酸硫胺，成人每日最少必需量为1mg，肝病或消化不良时，可根据病情每次10～30mg，每日2～3次，制剂为每片维生素B_1 5mg或10mg。体内缺乏维生素B_1时可影响糖代谢，使氧化受阻形成丙酮酸、乳酸堆积，影响机体能量供应。可表现为多发性周围神经炎，表现为感觉异常、神经痛、四肢无力、肌肉阵痛和萎缩等症。患有脚气病重者可出现肝、肺、心功能不全及食欲缺乏、衰弱、体重下降等。因此本品可用于维生素B_1缺乏症（脚气病）、全身感染、高热、糖尿病、甲状腺功能亢进及妊娠期的辅助治疗。

维生素B_1有50mg/支、100mg/支的注射剂，仅用于急需补充的情况。有报道，注射时偶见过敏反应，个别可发生过敏性休克，应注意观察和处理。

（2）维生素B_2：又称核黄素。体内缺乏B_2时，会影响黄素酶在生物氧化还原中发挥递氢作用，产生代谢障碍，可发生口、眼和外生殖器部位的炎症。如口角炎、唇炎、舌炎、眼结膜炎和阴囊炎等。肝病兼有上述征象者可一次口服5～10mg，每日3次，连用1个月。宜在进食时或食后立即服。服后尿呈黄绿色为正常现象。急性肝炎恢复期或重肝时可注射长效维生素B_2（月桂酸核黄素），一次150mg，可保持

2～3个月有效。

(3) 烟酰胺与烟酸（尼古丁酸）：统称为维生素PP。是人体辅酶Ⅰ及辅酶Ⅱ的组成部分。缺乏时可影响正常细胞的呼吸和代谢，引起糙皮病、口炎、舌炎。肝病病人为防治糙皮病、心律失常、房室传导阻滞，可与其他B族及维生素C一起使用。一次50～200mg，每日3次，防治心脏传导阻滞，一次400mg加入10%葡萄糖注射液250ml中静脉滴注。每日1次，疗程1个月。结核病病人服用异烟肼时与该药有拮抗作用，因此应补充烟酰胺。

(4) 维生素B_6：又称吡哆辛（包括吡哆醇、吡哆醛和吡哆胺，三者可互相转化)，它是肝中某些氨基酸的氨基转移酶、脱羧酶，及消旋酶的辅酶。临床上主要用于：①长期服用异烟肼、肼屈嗪等可引起周围神经炎、失眠、不安，可应用维生素B_6 20mg，每日3次，给予预防；②抗癌药和放射治疗时引起恶心、呕吐或妊娠呕吐，可用维生素B_6口服或注射，一次50～100mg，每日1次；③治疗婴儿惊厥或孕妇服用以预防婴儿惊厥；④白细胞减少症时，以本品50～100mg加入5%葡萄糖注射液20ml中，做静脉注射，每日1次；⑤局部涂抹治疗痤疮、酒渣鼻、脂溢性湿疹（霜剂，每支含12ml)。

(5) 干酵母片：肝病病人常用干酵母（食母生)，每片0.3g、0.5g，每次0.5～4g，每日3次，内含多种B族维生素，服时嚼碎。

(6) 复合维生素B片：每片含维生素B_1 3mg、维生素B_2 1.5mg、维生素B_6 0.2mg、烟酰胺10mg，每次服1～2片，每日3次。

(7) 复合维生素B注射液：每支含维生素B_1 20mg、维生素B_2 2mg、维生素B_6 2mg、烟酰胺30mg。制剂2ml/支，每次肌内注射2ml，每日1次。

维生素B属于天然存在于干酵母、猪瘦肉、米糠、麦麸、豆类、豆制品、花生、杨梅、车前子等食物中，在粗粮里比白米、白面中含量高。维生素B_2则存在于肝、肾、脑等脏器及肉类、乳类、酵母中。在治疗中多用人工合成品替代。

88. 肝病病人服用维生素C时应该掌握哪些服药知识？

维生素C又称维生素丙、抗坏血酸。在生物氧化还原作用和细胞呼吸中起重要作用，还参与氨基酸代谢，神经递质合成。还可降低毛细血管通透性，刺激凝血功能，促进铁吸收，促使血脂下降，增加解毒和抗感染能力。还有抗组胺和阻止致癌物质（亚硝胺）的生成。在急、慢性肝炎，肝硬化以及砷、汞、铅、苯等慢性中毒性肝损害时经常使用。对各种急、慢性传染病应适当补充；对各种病后恢复期，创伤愈合不良者应适当补充维生素C；克山病及产生心源性休克时需10g维生素C加入25%葡萄糖注射液中，缓慢静脉注射。过敏性皮肤病、口疮、贫血、手术后、感冒、某些癌症、高脂血症均可酌情使用。一般饭后一次口服0.05～0.1g，每日2～3次。口疮可用0.1g（每片含0.1g）压碎后撒于溃疡面上，每日2次，一般3～4次可愈。

应注意维生素C不宜与碱性药氨茶碱、碳酸氢钠、谷氨酸钠、核黄素、三氯叔丁醇及铜、铁离子的溶液配伍以免影响疗效。与维生素K_3配伍，可使两者药效减弱或消失。每日服用1～4g可引起腹泻、皮疹及胃酸增多、深静脉血栓形成、血管内溶血凝血和吞噬细胞活力降低。每日用量超过5g可导致溶血，甚至可致命。孕妇大量服用维生素C，可产生婴儿坏血病。长期服维生素C突然停药可出现坏血病症状。若与肝素或华法林并用，可引起凝血酶原时间缩短。它还可与食物中的维生素B_{12}、铜、锌离子结合，阻碍其吸收而出现维生素B_{12}、铜、锌缺乏症。该药色泽变黄后不可使用，因此应避光密闭保存。

89. 肝病病人何时选服维生素E制剂？

维生素E又名生育酚，有α、β、γ、δ 4种，活性以α最强、δ最弱。维生素E缺乏时，可使动物生殖器官受损，不易受精或引起习惯性流产；缺乏维生素E时还可使动物的胆固醇、三酰甘油等含量增加导致动脉硬化；又可使生物膜中的脂质遭到过氧化而受损，导致红细胞脆化，易发生溶血。病毒性肝炎病人或乙肝、丙肝病毒携带者兼有不孕、流产、更年期障碍，外阴瘙痒症、外阴萎缩症、冠心病、高脂血症、糖尿病、动脉粥样硬化症等，以及性器官癌症。放疗时，可与相关药联用，而提高有效率。口服1次10～100mg，每日2～3次。长期（6个月以上）服用，可引起血小板聚集和血栓形成；特别是每日量超过400mg，疗程超过1年，并与雌激素联用者，诱发血栓性静脉炎的概率增加。有报道，每日300mg较长期服用可引起出血、高血压、荨麻疹、生殖功能障碍、糖尿病和心绞痛加重，甚至促发乳癌，还可影响免疫功能。部分病例可出现恶心、头痛、疲劳、眩晕、视物模糊、月经过多、闭经、皮肤皲裂、唇炎、口角炎、胃肠功能失调、肌无力等。如食物中硒、维生素A、含硫氨基酸不足，不饱和脂肪酸过多时，常可引起维生素E缺乏症，应及时补充本品。

90. 慢性肝炎尤其是肝硬化病人为何要强调补锌？

锌直接参与人体内细胞的生长发育以及生殖和组织修复等生命代谢过程。人体肝中代谢所需的200多种酶都含有锌，因此，是肝这个化工厂绝对必需的重要微量元素之一。锌元素还与人体免疫力有关。足量的锌元素可帮助人体对抗消化道和呼吸道的外源性感染。

但是肝炎后肝硬化的病人血清中，锌含量明显不足。原因是肝作为锌元素吸收、贮存和代谢的主要器官，当肝发生病变，如慢性炎症、纤维化后，就会使机体消化，代谢功能明显降低，从而造成累积性缺锌；而缺锌则反过来会影响食欲，形成营养不全的恶性循环，更加重肝的病理变化。研究还发现，肝硬化病人存在的门静脉高压可使肠黏膜淤血水肿，常造成胃肠功能紊乱，使对锌的吸收量降低；另外，肝硬化使肝合成白蛋白等血浆蛋白的功能减弱，过多的锌与氨基酸等小分子物质会从肾排出。特别是有腹水而又反复使用利尿药的病人，尿中锌的排泄量会比常人还多。

临床上发现：肝硬化早期血检可有外周血白细胞显著降低，尤其是淋巴细胞下降明显，巨噬细胞的功能下降往往易诱发感冒和感染，此时查血锌就会发现含量不正常。另外已证实，严重缺锌的肝硬化晚期病人，常是并发肝性脑病的诱因之一。

因此，适时测定血清锌水平，对缺锌的慢性肝炎、肝硬化病人应及时补锌。

专家提示

肝硬化在饮食防癌上要做到6点：①不饮酒；②不吃或少吃高脂肪食物；③尽量不吃熏、炸、烤、腌食品；④不吃发霉、变质食品；⑤不吃被农药污染的蔬果；⑥不吃含添加剂和带人工色素的食物饮料。

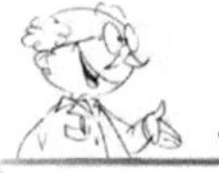

小贴士

每100g食物中含有锌1.8mg以上的食品有黄豆、赤豆、花生、核桃仁、干荔枝、标准麦面粉等；动物的肝、肾、禽蛋的蛋黄以及干海产品如紫菜、淡菜、乌贼、海带中含锌量均很高；各种海鱼、猪瘦肉均是供给锌最常食品；蔬菜中仅芹菜茎能达到以上指标。每磅鲜牛奶中的含锌量为0.88mg，也可作为肝硬化病人每天的补锌饮料。

91. 肝炎、肝硬化常用的降酶制剂有哪些?

门诊和临床常用的降酶药主要有北五味子制剂及其提取物、甘草甜素制剂、水飞蓟素制剂、山豆根苦参碱制剂、其他中药和人工合成的制剂等。

(1) 中药北五味子制剂：降酶有效成分在其核仁中。五味子乙素、五味子醇甲对ALT的降酶作用快，但随意撤除或停用可引起ALT的反跳。用中医辨证，含有五味子的降酶药物对肝肾阴虚者，乙肝、丙肝病毒不再复制的慢性肝炎，早期肝硬化的病人疗效较好，反跳率相对较低。也适用于因药物或化学毒物引起的转氨酶升高。常用的中成药制剂有护肝片、五脂胶囊、肝得宁丸、肝得宁片等。护肝片由五味子浸膏、保肝浸膏（含柴胡、茵陈、板蓝根提取物)、猪胆汁粉、绿豆粉等制成，适用于慢性肝炎（乙肝、丙肝)、早期肝硬化，其糖衣片每片为0.35g，每日口服3次，每次4片。

(2) 中药甘草甜素制剂：降酶有效成分是甘草酸单铵盐、L−半胱氨酸盐酸盐、甘氨酸等，具有抗炎、保护肝细胞膜，改善肝功能作用，适用于伴有转氨酶（ALT、AST）升高的慢性肝炎。其制剂有片剂如复方甘草甜素片（强力新C片、美能片)，胶囊剂如甘利欣胶囊，以及注射液（强力宁注射液、甘利欣注射剂、美能注射液等)。由于这类药有假性醛固酮症（类激素不良反应)，有严重高血压、低血钾、高血钠症、心肾功能不佳者忌用，对血氨值上升的晚期肝硬化病人亦禁忌使用，妊娠妇女、新生儿和儿童也不宜使用。与利尿药一起使用时，应特别注意观察血钾值是否下降。如强力新C片，内含甘草甜素25mg，成人每次2～3片，每日3次，饭后口服给药。

(3) 水飞蓟宾制剂：本品为菊科植物中提取的总黄酮（内含水飞蓟宾、异水飞蓟宾、水飞蓟亭、水飞蓟宁等)，具有改善肝功能和稳定肝细胞膜的作用。其制剂很多，如西利马林、益肝灵、利肝素、利肝隆、葡甲胺水飞蓟宾、水林佳，主要用于治疗急、慢性肝炎，肝硬化和中毒性肝炎，起保肝降酶之效。如常用的复方益肝灵片，其主要成分为益肝灵粉（水飞蓟宾)、五仁醇浸膏，制成的棕黄色片剂（除去糖衣后)，对慢性肝炎、早期肝硬化、肝肾阴虚、湿毒未清有胁痛、纳差、腹胀、腰酸乏力，尿黄等症者起益肝滋肾，解毒祛湿之效。成人每次4片，每日3次，饭后口服。

(4) 山豆根及苦参碱制剂：从山豆根的根中提取的总生物碱主要亦是苦参碱；苦参碱也可从苦豆子（苦参果实）中提取的碱，苦参根中提取的98%为氧化苦参素制剂，以注射液为主、有肝炎灵注射液、苦参碱注射液（博尔泰力注射液）

等，具有降低丙氨酸转氨酶、天冬氨酸转氨酶，提高机体免疫力，还有抗肝纤维化、提高血清白蛋白、降低球蛋白作用。新制剂有苦参素葡萄糖注射液、苦参素胶囊及沃森干泰软胶囊（每粒0.1g）。本品使用后，可使血清胆碱酯酶的数值可逆性下降。遇肝肾功能不全者，不建议使用本品，妊娠妇女和哺乳妇女慎用。肌内注射时局部疼痛，改用深部内注射可减轻症状。

（5）齐墩果酸制剂：齐墩果酸为多种中药中含有的保肝、降酶、退黄、纠正蛋白代谢障碍的肝病治疗药。主要用于治疗急、慢性肝炎。制剂有齐墩果酸片、藏茵陈片等，成人用药剂量较大，每次5片，每日3次。服用该制剂后偶见口干、腹泻，处理后即可消失，未发现其他不良反应。

（6）联苯双酯滴丸：适用于慢性肝炎和长期单项丙氨酸转氨酶异常者。

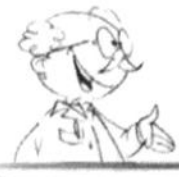

小贴士

如果丙氨酸转氨酶、天冬氨酸转氨酶持续升高或反复波动，则提示肝病仍在进展、慢性化或恶化。在大多数情况下，若丙氨酸转氨酶、天冬氨酸转氨酶下降，常伴随病人的病情好转，则提示病变趋向恢复。如病情危重者，天冬氨酸转氨酶、丙氨酸转氨酶的活性和数值反而会降低，则提示有功能的肝细胞数量在急剧下降或减少，是病情预后不良的预兆。所以，肝炎或肝硬化病人，一定要在医生指导下，使用降酶药物。

92. 如何评价降酶药联苯双酯研制中的功过？

联苯双酯是医科院药研所化学合成的保肝降酶制剂。它是中草药研究单提制剂走向化学合成制剂的典型事例。具有划时代的走中西医药结合道路里程碑的意义。

联苯双酯的合成来源于中药北五味子的研究。

在1963－1973年中西结合、西学中的热潮中，解放军第302医院临床自制中药，发现中药肝得安蜜丸制剂（茵陈、五味子、大枣）的疗效明显优于其水煎剂。实际应用里发现有效降酶成分在五味子中；随后用切菜机分离浸泡24小时后的五味子，把皮肉和带硬壳的核分开，破核后获得了核仁。由302医院药局自制成五味子仁醇溶制的胶滴丸，在临床上达到了对86%的肝炎病人起降酶的疗效。随后的研究肯定了有效降酶成分在北五味子的核仁中，并将这项成果全部汇报了中国医科院药研所进行了学术交流。药研所先从五味子仁中提取五仁醇甲、乙素等成分，并以

“合三”成分在302医院临床试用，同样获得对86%的高酶、中酶、低酶肝炎病人均能降酶的效果。此后合成的化学药，联苯双酯滴丸和片剂终于问世了。提示对中药及其有效单提成分的临床应用研究为我国自制创新药物提供了成功的实例。

五味子中联苯双酯的结构能有效降丙氨酸转氨酶。只要重视实践，同样可从甘草中分离出甘草甜素制剂、甘草酸二铵，从苦豆子中找到氧化苦参碱，并走化学合成的道路。我们应该相信在对中草药的深入研究中，针对肝病的某些疑团，定能发现打开不同金锁（疑问）的钥匙。

联苯双酯降酶功效独特，但当丙氨酸转氨酶一次复常后即停药易出现反跳现象。对于反跳病例可再重新服药，服药后丙氨酸转氨酶仍可下降，甚至恢复正常。凡病程长，病毒持续复制的乙型或丙型肝炎病人，其肝功能异常的根源在病毒，有的医患人员责怪联苯双酯只对丙氨酸转氨酶起抑制作用所以停药后反跳。对乙肝、丙肝和脂肪肝的病人，只要能找出病因，用α－干扰素、拉米夫定阻断病毒活跃复制，用锻炼加科学饮食，降脂、降酶后再停用联苯双酯，96%的病人的丙氨酸转氨酶不再反跳。由此可见，丙氨酸转氨酶反跳之过不是联苯双酯引起，而大多数是由病毒复制所致。

专家提示

在选用联苯双酯之前一定要同时去除病原因子；对病因不清的单项丙氨酸转氨酶增高者，一旦用上此药，丙氨酸转氨酶下降正常两次以上，必须逐步停药，临床经验认为丙氨酸转氨酶数值正常并＞天冬氨酸转氨酶数值者可减少药量，逐渐撤除是比较安全防反跳的方法。

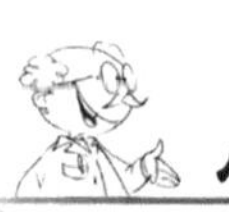

小贴士

对找不到病因，临床上体征有发热、黄疸、舌苔厚腻的湿热型病人，即使丙氨酸转氨酶单项增高，也切勿使用联苯双酯治疗。因为这类病人停用该药后丙氨酸转氨酶100%会反跳。

93. 慢性肝炎、早期肝硬化常用哪些利胆、退黄药？

解放军第302医院常用6912（主要成分为茵陈、栀子、大黄、黄芩、黄连、黄柏）注射液80ml+10%葡萄糖液250ml静脉滴注，对急、慢性肝性黄疸和肝硬化病情波动时产生的黄疸均有清热解毒、降黄利胆作用。市售的茵栀黄注射液每次20～60ml加入500ml 5%～10%葡萄糖注射液中缓慢静脉滴注，7～10日为1个疗程，该药由6912去掉黄连、黄柏两味药后加工制成，也起清热解毒、利湿退黄之效。

（1）腺苷蛋氨酸（商品名思美泰）：主要用于治疗慢性肝炎，早期肝硬化和肝硬化所致的肝内胆汁淤积及妊娠期肝内胆汁淤积。注射用腺苷蛋氨酸每日500～1000mg静脉内缓慢滴注或肌内注射共2周，有效者维持治疗可改成口服，每日1000～2000mg（每片为500mg）。用药时注射干粉溶解后只能保存6小时，切勿与碱性液体和含钙液相混。片剂须在临服前从锡箔中取出，药物原是白色，如变其他颜色时不可再服用，宜在两餐之间服药。最好整片吞服，不宜嚼碎。

（2）茴三硫：曾用名胆维他、茴香脑三硫酮，适用于急、慢性黄疸肝炎肝硬化兼有胆囊炎、胆结石及消化不适者，成人每次1片（25mg），每日3次，可以保肝利胆，促进胃肠道蠕动，消除腹胀，减少口臭、便秘等症状。胆道完全梗阻者禁用。长期服用者应监测甲状腺功能，以免引起甲状腺功能亢进。孕妇和哺乳妇女慎用。此药偶可引起荨麻疹样红斑。

（3）熊去氧胆酸（进口药的商品名优思弗）：适用于慢性肝炎、早期肝硬化伴肝内胆汁淤积和一切胆汁淤积性肝病。对不宜手术治疗的肝炎伴胆固醇型结晶和胆结石的病人可长期服用，还可预防药物性结石的形成，对回肠切除后的脂肪痢有效。但不宜治疗急性胆囊炎，在胆管炎发作期和严重肝衰竭时禁用。优思弗应用时每次25～50mg，每日2～3次。国产的熊去氧胆酸，应按体重每日8～10mg/kg，进食时分2～3次服药。本品不宜与考来烯胺或含氢氧化铝的制剂合用，可影响吸收。服药后偶见便秘、过敏、头晕头痛、胃痛、胰腺炎和心动过缓等不良反应。

（4）去氢胆酸（脱氢胆酸）：适用于肝病病人，胆囊及胆道功能失调、胆囊切除后综合征，慢性肝炎早期肝硬化，间质性肝炎兼有慢性胆囊炎、胆石症者。制剂有去氢胆酸钠注射液每日0.5g，根据病情剂量可逐渐增大至每日2g；口服制剂为去氢胆酸片，成人每次250～500mg，每日3次，餐后服。用药者可有口苦、皮肤瘙痒、缓泻等不良反应，长期用药，可致胆汁分泌减少、电解质失衡，产生“肝性疲劳”现象。有胆道阻塞，严重肝肾功能减退，哮喘病人忌用。

（5）亮菌制剂：由人工合成或从环菌属假蜜环菌（亮菌）中提取而得，又称亮菌甲素。急性胆道感染时可用亮菌甲素粉剂每次1～2mg，肌内注射，每日3～4次，疗程为2周，对慢性肝炎肝硬化兼有胆道感染，胃炎者可用亮菌口服液20ml，每日2～3次，可促进胆汁分泌，对胆道口括约肌有明显解痉作用，对免疫功能和吞噬细胞吞噬能力有促进和增强作用。

（6）苦黄注射液（苦参、大黄制成）：适用于湿热内蕴而引起的急、慢性病毒性肝炎病人的退黄；每次10～60ml，加入葡萄糖注射液中滴注，但心肾功能不全者慎用。

（7）赤丹退黄颗粒：由赤芍、丹参制成主要用于血热血淤型黄疸性肝炎，起凉血活血、利胆退黄作用，每次10g，每日3次，按医嘱使用。

（8）羟甲香豆素：是消炎利胆药，配合肝病主治胆囊炎、胆石症，胆道感染及胆囊手术后综合征。对总胆管结石有一定的排石效果。对原有黄疸，转氨酶升高的肝胆疾病病人有退黄、降酶作用。每片羟甲香豆素片为0.2g，羟甲香豆素胶囊为0.2g或0.4g两种剂型，成人在餐前服药，每次0.4g，每日3次为宜。对梗阻性黄疸不宜服用，病毒肝炎初期黄疸上升期慎用大剂量。个别病人有头晕、腹胀、胸闷、皮疹、腹泻等不良反应，停药后可自行消失。

（9）苯丙醇：是促进胆汁分泌药，对胆囊炎、胆道感染、胆石症、胆道手术后综合征和高胆固醇血症服用此药可减轻腹痛、腹胀、恶心、厌油症状，促进消化降低血清胆固醇作用。成人可口服，苯丙醇胶丸1～2丸（每次0.1～0.2g），每日3次，餐后服。疗程不宜超过3周。对阻塞性黄疸者禁用。

94. 常用护肝药物有哪些？

肝是人体维持生命功能中不可缺少的器官。它既是人体物质代谢的中心化工厂，又是重要的生物合成、生物转化、除旧建新、解毒、分泌、排泄、贮备免疫等各方面起屏障作用的脏器。凡能帮助肝代谢功能的药物都可称谓护肝药物。因此几百种护肝药不可能在此一一例举。这里主要介绍由病毒或其他病原引起的肝炎肝硬化时需要抗病毒治疗以外、常用的辅助治疗药物。

（1）葡醛内酯制剂：又名肝泰乐、葡萄糖醛酸内酯。本品注射或口服后在酶的催化下变成葡萄糖醛酸，与肝肠内毒物及药物结合而排出，并能降低肝淀粉酶的活性，阻止糖原分解，使肝糖原增加，脂肪贮量减少，保护肝并解毒，适用于急、慢性肝炎，肝硬化，食物或药物中毒。成人每次0.1～0.2g，口服，每日3次，肌内或静脉注射，每次0.1～0.2g，每天1～2次，或遵医嘱。

（2）门冬氨酸钾镁：商品名为潘南金、脉安定。该药中门冬氨酸为草酰乙酸前体。在三羧酸循环、鸟氨酸循环中起重要作用，促进钾、镁离子转移至胞质和线粒体内，维持神经肌肉的正常兴奋和内环境的稳定，除能治疗急、慢性肝炎，黄疸、肝硬化、肝昏迷药物性肝损害和化疗引起的肝毒性外，对心脑肺疾病、妊娠呕吐、中毒症、糖尿病电解质紊乱、免疫功能低下、手术后综合征均可使用。但不宜与保钾利尿药物合用；有高血钾、高血镁、严重肾衰竭、房室传导阻滞者禁用。注射液每日20～60ml，用5%葡萄糖注射液250～500ml稀释后静脉滴注；片剂，每片含0.1g门冬氨酸镁（11.8mg镁离子）和0.158g门冬氨酸钾（36.2mg钾离子），口服时每次2～3片，每日3次。

（3）促肝细胞生长素：能明显刺激正常肝细胞DNA合成，促肝细胞再生，恢复肝细胞功能，还能调节机体免疫功能，促进变性和坏死肝细胞的修复，并有一定的抗肝纤维化作用。常用于肝功能衰竭的早、中期，静脉滴注本品80～120mg（加入10%葡萄糖注射液内），每日1次；也可口服用于慢性肝炎、肝硬化的结合治疗，每次10g，每日2～3次，3个月为1个疗程。

（4）复合（方）氨基酸胶囊：内含人体8种必需体外供给的氨基酸和多种维生素，对肝病和多种疾病引起的蛋白缺乏症、重型肝炎及癌症引起的机体衰竭、肝肾功能代谢障碍、术后切口愈合，产妇、儿童营养缺乏，男性不育及全面改善人体免疫力均有治疗作用。每粒350mg，每次3粒，每日2次。

（5）复合磷酸酯酶片：提高受损肝细胞的再生能力，降低血清胆固醇及三酰甘油；还能增进食欲、改善睡眠、增强体质，是慢性肝炎早期肝硬化辅助治疗制剂。每次75～150mg，每日3次，饭后服，2个月为1个疗程。

（6）肌苷：制剂为次黄嘌呤核苷，常用于各种原因引起的白细胞减少和血小板减少症，也用于急、慢性肝炎，早期肝硬化的辅助治疗。

（7）磷酸胆碱：可促进肝内卵磷脂的合成，在体内产生乙酰胆碱，促进肝功能恢复和解毒，可用于急、慢性肝炎，脂肪肝的辅助治疗。胶囊剂每粒250mg，成人量3粒，每天2次。

（8）达吉胶囊：内含白橙绿三种膜衣片，由复合消化酶（胃蛋白酶、木瓜酶、淀粉酶、熊去氧胆酸、纤维素酶、胰脂、胰脂酶）组成，对肝、胆、胰、胃疾病的消化功能不全，食欲缺乏者治疗有效。每粒胶囊剂含复合消化酶200mg，成人每日3次，每次1～2粒，餐后服用。急性肝炎及胆道闭锁者不可服用。

（9）百春胶囊：又名百春散，是由工蜂上颚腺分泌的一种乳状浆液经冷冻干燥所得。内含多种氨基酸、维生素、酶类、固醇类、磷脂类及胰岛素活性多肽等物质，是肝炎、肝硬化等疾病辅助治疗药物，能增进食欲。胶囊剂每粒0.3g，每次3粒，每日2次，3个月为1个疗程。

（10）灵杆菌素：主要成分为灵杆菌多糖及脂多糖，能激活机体非特异性免疫的防御系统，并具有免疫佐剂作用。其注射剂，每支2ml，含50活力单位，主要用于慢性乙肝和早期肝硬化辅助治疗。

（11）金施尔康：本品有机体正常代谢所必需的多种维生素和微量元素，用于肝病病人维生素和微量元素缺乏的辅助治疗，12岁以上肝病病人每天口服1片。

（12）西维尔片：主要成分为硒酵母，具有增强谷胱甘肽过氧化物酶活性，清除自由基，加快脂质过氧化物分解，保护细胞完整性，对慢性肝炎肝硬化有防癌功能，但由于是外源性供硒，连续疗程不宜过长。每片中含硒50μg，成人每次2～4片，每日2次为宜。连续服用时，疗程不超过3个月。

（13）易善复（又称肝得健）：主要成分是高纯化的必需磷脂，在维持肝正常结构和器官间能量交换方面起不可缺少的作用。在急、慢性肝炎，肝硬化、肝性脑病、肝中毒，各种原因引起的肝脂肪变性、胆汁淤积，手术放疗前后保健，预防胆结石形成中均可使用。胶囊剂，每日3次，每次1～2粒，随饭同服，注射液每支5ml，可缓慢静注。

（14）亮菌口服液：一种真菌、亮菌经发酵提取，浸煮水解浓缩制成的液体制剂。内含亮菌甲素、乙素、丙素及十三种氨基酸和甘露醇多糖、蛋白质等，在慢性肝炎肝硬化治疗中起消炎、退黄、降酶、安神等作用。成人每次10～20ml，每日3次，1个月为1个疗程。慢性肝炎可服3个月，胆石症可服4～5个月，服前摇匀。

专家提示

将许多保肝药一起服用，只会增加肝负担，增添病人经济负担，疗效常常是适得其反。一定要抓住病情的主要矛盾，精心挑选，对症用药。

95. 对治疗肝病的中成药有何体会？

（1）根据食药同源的理论，从食品或中药原料中直接提纯其有效成分，一般在肝病治疗中起免疫增强和相应的对症治疗作用。对肝一般无不良反应，服药的安全度较高。如从银耳种子（白木耳）中提纯的银耳孢多糖制剂——峰龄胶囊，对提升白细胞改善造血功能障碍，增强肝病病人的免疫功能有疗效。如与抗病毒药α－干扰素、拉米夫定、阿德福韦联用有增强抗肝炎病毒的作用。近20多年来利用植物多糖提高人体免疫力和组织修复能力的中成药到处可见。如从香菇菌中提取的香菇菌多糖，可激活人体细胞免疫功能，且具护肝解毒的作用；从猪苓中提取的猪苓多糖有降酶并抑制肝炎病毒复制之效；从虫草头孢菌培植的菌丝体干粉制成的心肝宝胶囊和百令胶囊均有疏肝理气、保肝益肾、扶正固本的作用，在人体免疫系统中有双向调节之效。从黄芪中精制的黄芪多糖已制成固元颗粒或黄芪注射液，在人体扶正去邪、抗纤维化、改善肝功能方面均起辅助治疗功效。从枸杞子中提取的枸杞多糖（成药为红宝胶囊），从灵芝中提取的灵芝多糖及用紫灵芝的孢子经超声波破壳后制成的灵芝孢子粉制剂，对慢性肝炎、肝硬化及多种肝癌、胃癌、淋巴癌、乳腺、宫颈癌均有益气固本、调和气血、强身护脏、滋肾保肝等辅助作用，还有抗衰防老的效果。

（2）对复方中成药，一定要懂得辨证施治，因人而异，才会有疗效。即使病原相同，个人体质、年龄的差异，就不一定能用同样的中成药。如果只听别人的广告和道听途说，拿来就用，结果还可能添病，使病情复杂化。①草仙乙肝胶囊内含虎仗、川楝子、猪苓、当归、白花蛇舌草、淫羊藿、白芍、丹参等21味中药。对肝病病人身重懒动、胁痛、脘闷腹胀、便溏的湿邪困脾证和肝胆湿热证有清热解毒、健脾利湿作用。只要辨证用药得当，常可降酶、降脂，促进白蛋白合成，提高免疫辅助乙肝病毒被抑制的良效。黄疸深、大便干结、腹痛如绞的病人和孕妇均忌服此药。这些中成药服药剂量一般需较大。草仙乙肝胶囊，每粒0.4g，每次6粒，每日3次，3个月为1个疗程。②直接用于乙型肝炎的乙肝舒康胶囊，由叶下珠、白花蛇舌草、虎杖、丹参、黄芪、何首乌等药组成，对乏力、肝痛、食欲缺乏、脘胀的慢性乙肝、早期肝硬化症见湿热瘀阻者有清热解毒、活血化瘀之效。每粒0.4g，每次4粒，每日12粒。③龙胆泻肝丸由龙胆草、生地黄、柴胡、黄芩、炒栀子、泽泻、关木通等制成，对肝胆湿热、头晕目赤、耳鸣耳聋、耳肿疼痛、肋痛口苦的急性黄疸和慢性肝炎活动期有清肝胆、利湿热之效；此药味苦性寒，原有脾胃虚弱、虚寒者不宜久服。④加味逍遥丸由柴胡、当归、白术、牡丹皮、栀子等制成，对月经不调及爱生气引起的肝气郁结、肝脾不和，两胁胀痛、头晕目眩、倦怠食少、脐腹胀痛的慢性肝炎肝硬化病人有明显的疏肝清热、健脾养血之效，但服药期间、忌生气劳碌，忌吃生冷油腻之品，否则就会复发。中医认为有虚寒证的肝炎肝硬化病人禁用此药。

（3）有的人把贵重的中成药当补品吃，结果事与愿违。如金水鲜胶囊，由鲜蛤蚧、冬虫夏草、西洋参、鲜金钱白花蛇等制成，此药补肺益肾、益气养阴（血），通经活络，益精助阳。适用于慢性重症、肝硬化和肝癌化疗手术后贫血症的病人，对肺肾不足、气阴两虚、经络不和、体虚久喘、精亏阳衰、肾虚阳痿者有效。有位乙肝病毒携带者，根据友人推荐，服用此药近2年，乙肝病毒却仍在持续复制，结果引起了亚急性肝衰竭，经抢救才保住了生命。我们的经验是：慢性肝病病人虽然是久病必虚，但虚不受补。不去关注病毒病原的复制危害，不分虚实一味强调补品的特殊名贵，把自身当试验品，结果是花了冤枉钱，还差点赔上性命。

（4）乱用中草药和中成药会引发肝、肾毒性。龙胆泻肝丸、大黄清胃丸及含有广防已、关木通的中成药中含有马兜铃酸，能直接产生肾毒性；山慈菇、苦楝皮、川楝子、柴胡、虎杖、芦荟、斑蝥、青黛、瓜蒂、白花丹、广豆根、何首乌在一定条件下亦应注意产生肝毒性。还可能诱发呼吸系统和血液方面的危害。是药三分毒，剂量、疗程一定要听专科医生的指导。

96. 常用于治疗肝炎肝硬化的中成药有何特点？

（1）清开灵：由安宫牛黄丸改型，选牛黄、金银花、栀子、黄芩苷、水牛角、珍珠母、板蓝根等制成颗粒剂和注射液。用于热病神昏，神志不清的急、慢性肝炎病人，起清热解毒，镇静安神作用。单纯上呼吸道感染，表证有恶寒发热者慎用，注射剂出现稀释后浑浊者不得使用，有过敏及不良反应者停用。

（2）双虎清肝颗粒：由金银花、虎杖、黄连、丹参、野菊花、半夏、瓜蒌等药物制成，用于湿热内蕴所致的胃脘痞闷、口干不欲饮，恶心、厌油，食少纳差，胁肋隐痛，腹部胀满，大便黏滞不爽、臭秽或身目发黄，舌质暗、边红，舌苔厚腻或黄腻，脉弦滑或弦数者的慢性乙型肝炎活动期病人，有清热利湿、解毒，化痰宽中、理气活血之功。每次1～2袋，每日2次，3个月为1个疗程，脾虚便溏者不宜使用。

（3）小柴胡丸：是张仲景伤寒论中古方。药味为柴胡、黄芩、党参、制半夏、甘草、生姜、大枣，以和解少阳、补中扶正、和胃降逆，主治急性肝炎胆囊炎以往来寒热、口苦、咽干、胸胁苦满征象的病人。每次9g（24丸），口服2～3次，服药期间忌生冷辛辣刺激性食物。

（4）太和圣肝胶囊：由胆汁粉、五仁醇、茵陈、柴胡等中药制成，主治肝炎、肝硬化、有腹水的病人，有疏肝解郁、理气助消化、降低转氨酶之效。每粒0.35g，口服每次4粒，每日3次。

（5）片仔癀：由麝香、牛黄、三七、蛇胆等制成，具消炎、清凉解毒、消肿止痛之功能，用于急、慢性肝炎，有牙龈化脓、咽喉肿痛、目赤眼炎的病人。每粒0.3g，成人每次0.6g，日服2～3次。

（6）澳泰乐颗粒：主要由返（还）魂草、郁金、白芍、麦芽等制成，有疏肝理气、清热解毒作用，对慢性肝炎疲乏无力、厌油、纳呆、胁痛腹胀、口苦恶心者有效。服药期间忌食辛辣、油腻煎炸及含酒类食物。每袋5g，每次1袋，每日3次，试用1个月，有效者可再服2～3个月，以巩固疗效。

（7）和络舒肝片或胶囊：由香附、鳖甲、白术、白芍、何首乌、虎杖等制成，主治慢性肝炎、肝硬化，起疏肝理气、清化湿热、活血化瘀、滋养肝肾之效。

胶囊剂每次服5粒，每日3次。

（8）肝泰宝胶囊：由三七、蜈蚣、郁金等中药制成，用于慢性乙肝之瘀血阻络所表现的两胁肋痛、食欲缺乏、腹胀、大便不调、面色萎黄或晦暗、肝脾肿大、白蛋白低等征象，有活血化瘀、通络止痛、清热解毒等功效。胶囊剂每粒0.35g，成人每次3～4粒，每日2～3次，90天为1个疗程。

（9）肝脾康胶囊：主要由柴胡、黄芪、青皮、白芍、白术、板蓝根、姜黄、熊胆粉等制成，对慢性肝炎、早期肝硬化胁肋胀痛、胸脘痞闷、食少纳呆、神疲乏力、面色晦暗、胁下积块的余热未清、肝郁脾虚的病人，有疏肝健脾、活血清热之效。胶囊剂每粒0.35g，每次8粒，每日3次，3个月为1个疗程。

（10）乙肝宁颗粒：由黄芪、茵陈、制何首乌、丹参、茯苓、太子参、白芍等制成，有调气养脾、滋肾养肝、利胆清热、活血化瘀之功效，可用于慢性乙肝活动期。每袋3g，每日口服3次，3个月为1个疗程，服药期忌食油腻辛辣之物。

（11）复肝宁：由金银花、板蓝根、柴胡、麦芽、山楂、神曲、牡丹皮等制成，对慢性肝炎、肝硬化，具有清热解毒、疏肝健脾、调节免疫的作用。片剂，每次6片，每日3次，疗程3个月。孕妇禁用。

（12）朝阳丸（丹）：由黄芪、鹿茸、硫黄、绿矾、大枣、核桃仁、大黄、青皮、铜绿等制成，对面色晦暗、神疲乏力、纳呆腹胀、胁肋隐痛、胁下痞块，小便清黄、大便溏或不爽、腰酸腿软、面颈蜘蛛痣或见肝掌的慢性肝炎肝硬化，证属肝肾不足、肝郁气滞、痰湿内阻者，有温肾健脾、疏肝解郁、化湿解毒之功。这些病人的舌体常胖大，舌色暗淡、舌苔白或腻；脉常弦而濡或沉弦，或弦细。每次服1丸，每日1～2次，病情好转后每日服1丸（3g）维持。对急性肝炎、慢性肝炎黄疸上升者不宜服此药，症见肝肾阴虚者亦不宜服用，热盛湿盛甚者忌用。服药时忌食生冷、酒、蒜和忌油腻食品。

（13）舒肝止痛丸：主要由柴胡、香附、木香、郁金、延胡索、白术、白芍、川楝子、甘草等制成。用于肝胃不和，肝气郁结、胸胁胀满、呕吐酸水、脘腹疼痛。每袋装4.5g，每次1袋，每日2次，能达到疏肝理气和胃止痛之效。

（14）木香顺气丸：由木香、砂仁、香附、槟榔、青陈皮、乌药、枳实、黄芩、桔梗等十几味中药制成，用于治疗的胸膈痞满、腹胀时痛、大便秘结等为主要症状的消化不良，胃肠紊乱的慢性肝炎、早期肝硬化病人，起行气导滞、燥湿健脾作用。其水丸每50粒约重3g，每次口服6～9g，每日2～3次。服药时忌食生冷，有中气不足、胃阴不足者忌用。孕妇慎用。

（15）杞菊地黄丸：主要由枸杞子、菊花、熟地黄、山药、山茱萸、茯苓、牡丹皮、泽泻八味药制成，用于慢性肝炎，早期肝硬化有肝肾阴亏、眩晕耳鸣、羞明畏光，迎风流泪，视物昏花的病人，有滋肾养肝的效果。每丸重9g，每次1丸，日服2次。

（16）楼莲胶囊：由重楼、半边莲、鳖甲、白花蛇舌草等制成，对肝炎、肝硬化腹水、原发性肝癌有清热解毒，行气化郁，破瘀散结，理气止痛之效。每次口服6粒，每日3次，6周为1个疗程。

（17）克癀胶囊：由麝香、牛黄、蛇胆汁、三七、郁金等中药制成。适用于湿热毒邪内蕴、血瘀阻络，其表现为胁肋胀痛、刺痛，胁下痞块，口苦口黏、纳呆腹胀、双目黄染、小便短赤，舌质暗红或瘀斑、瘀点，舌苔黄腻，脉弦滑或涩的急性慢性肝炎、活动性早期肝硬化的病人。胶囊每粒0.4g，每次4～6粒，每日3次，小儿减半，1个月为1个疗程。

（18）晶珠肝泰舒胶囊：由獐牙菜（藏茵陈）、唐古特青兰、黄芪、苦荬菜等制成。对急、慢性肝炎，胆囊炎肝硬化起清热解毒、助脾健胃、固元益气作用。胶囊剂成人每次2～3粒，每日3次，饭后温开水送服，1个疗程3个月。

（19）洁白胶囊：由诃子、寒水石、翼首草等制成，对慢性肝炎、肝硬化胸腹胀满、胃脘疼痛、消化不良、呕逆泄泻、小便不利者，有健脾和胃、止痛止吐、升清降浊之作用，尤其对脾胃虚寒型肝炎兼胃肠疾病的病人有效。

（20）金马肝泰：由丹参、败酱草、马蹄金、铁包金、汉防已等38味中药制成。适用于急慢性乙肝、肝硬化、肝硬化腹水及肝炎后综合征、肝纤维化等。有滋补肝肾、清热解毒、疏肝理气、健脾利湿、活血化瘀之效。每袋10g，每次1袋，每日3次，1个月为1个疗程，孕妇忌服。

（21）大黄䗪虫丸：由熟大黄、土鳖虫、水蛭、桃仁、蛴螬、虻虫、干漆、苦杏仁、黄芩、生地黄、白芍、甘草十二味药组成。用于治疗慢性肝炎，肝硬化体内有干血、癖结成块或痞块发于胁下，胀痛或压痛等，有活血破瘀癖、通经消痞之功效。蜜丸剂每丸重3g，成人每次1丸，每日3次，7岁以上儿童每次可服1/2丸。有血虚经闭者忌用，孕妇禁服。

（22）华蟾素：以野生中华大蟾蜍为原料，对慢性肝炎、原发性肝癌和多种癌症有清热解毒、消肿止痛、活血化瘀、软坚散结作用，还能减少放、化疗的毒性作用，提高机体免疫力。口服液每次10～20ml，每日3次。肌内注射每次2～4ml，每日2次，静脉滴注10ml加10%葡萄糖注射液500ml缓慢滴注，每日1次，2～3个月为1个疗程。本品联合甘利欣、胸腺肽、α－干扰素或核苷类药物可有协同抗病毒及抗癌效果。但蟾酥有毒性，如何权衡利弊，病人应按医嘱执行。

（23）复方木鸡颗粒：由木鸡、核桃楸皮等药组成。用于慢性肝炎、肝硬化、肝癌，具有抑制甲胎蛋白升高的作用，并能增强免疫功能，消除乏力、恶心、疼痛，对肝脾肿大也有一定疗效。

（24）槐耳颗粒：由槐耳菌制成，适用于不宜手术和化疗的原发性肝癌的辅助治疗。起扶正祛邪，改善肝区疼痛，腹胀乏力等作用。颗粒剂每袋20g，每次服1袋，每日3次，1个月为1个疗程。

（25）神农胶囊：又名博尔宁胶囊，主要由黄芪、山慈菇、重楼、龙葵、紫苏子、僵蚕等十几味中药组成，对肝癌、胃癌、肺癌等有抑制肿瘤生长，稳定病情作用。胶囊剂每粒0.15g，每次4粒，每日3次，起扶正祛邪、益气活血、软坚散结、消肿止痛之效。

专家提示

选用中成药一定要辨证、对症。同时要考虑肝炎、肝硬化的病因、病变及类型、肝功能代偿程度和有无并发症。将中西药合并使用，才能起到较好的效果。如果一知半解地自己乱用中成药，往往会直接影响预后。

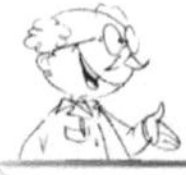

小贴士

如何清除慢性乙型肝炎肝硬化的细胞外乙型肝炎病毒DNA（cccDNA）？斯崇文教授认为：①必须进行有效的、长疗程的抗乙肝病毒治疗；②打破病人的免疫耐受，提高机体特异性免疫功能。

97. 在肝病治疗中哪些中草药具有抗病毒、调节免疫、降酶、退黄、提蛋白、抗肝纤维化等功能？

（1）体外试验能抑制肝炎病毒的单味中草药：白花蛇舌草、白芍、白头翁、败酱草、板蓝根、半枝莲、北野菊、蚕沙、柴胡、蝉翼藤、大黄、丹参、牡丹皮、淡竹叶、地榆、豆藤、橄榄、葛根、钩藤、贯众、墨旱莲、何首乌、胡黄连、胡麻仁、虎杖、黄柏、黄连、黄芪、黄芩、金钱草、金银花、壳叶岩、苦石莲、昆布、荔枝核、连翘、莲须、麻黄、木瓜、蒲公英、秦皮、青蒿、肉桂、桑寄生、砂仁、山豆根、山楂、石榴皮、吴茱萸、五味子、夏枯草、仙鹤草、淫羊藿、叶下珠、茵陈、鱼腥草、郁金、重楼、皂角刺、泽兰、栀子、紫草、苦参等。

（2）基础与临床试验能参与调节免疫功能的单味中草药：阿胶、白花蛇舌草、白芍、白术、鳖甲、补骨脂、赤芍、川芎、刺五加、大黄、丹参、当归、党参、地黄、冬虫夏草、茯苓、附子、枸杞子、何首乌、黄连、黄芩、黄芪、鸡血藤、绞股蓝、菊花、灵芝、麦冬、牛膝、女贞子、蒲公英、蒲黄、人参、西洋参、肉苁蓉、三七、桑寄生、沙参、山豆根、山药、山茱萸、生地黄、锁阳、桃仁、菟丝子、五味子、淫羊藿、仙茅、香菇、猪苓、甘草、蜂蜜、斑蝥、蟾酥等。

（3）动物和临床试验能降低血清转氨酶的中草药：白花蛇舌草、败酱草、板蓝根、萹蓄、茵陈、柴胡、川黄连、垂盆草、大黄、大麻仁、大青叶、丹参、凤尾草、甘草、甘青蓝、虎杖、黄柏、黄芩、鸡骨草、鸡内金、绞股蓝、金钱草、苦参、连翘、龙胆草、女贞子、蒲公英、三七、山豆根、山楂、水飞蓟、水黄连、田基黄、五味子、乌梅、金银花、泽兰、猪苓、酸枣仁、刺梨等。

（4）能利胆退黄的中草药：败酱草、赤芍、藏茵陈、大青叶、红花、虎杖、黄柏、黄芩、苦参、鸡骨草、姜黄、金钱草、蒲公英、青蒿、青叶胆、猪胆汁、鸡苦胆、熊胆、蛇胆、山栀子、石楠叶、田基黄、夏枯草、小连翘、茵陈、鱼腥草、郁金、泽兰、赤芍等。

（5）能抗肝纤维化、防止肝硬化的单味中草药：鳖甲、龟甲、柴胡、赤芍、川芎、大黄、丹参、当归、甘草、干荔枝肉、汉防已、穿山甲、红花、虎杖、马鞭草、莪术、青木香、三棱、三七、山楂、地龙、水蛭、桃仁、冬虫夏草、苦参、赤灵芝孢子等。

（6）能升高血清白蛋白、降低球蛋白的中草药：阿胶、白术、大枣、丹参、当归、党参、冬虫夏草、黄芪、灵芝、螺旋藻、赤灵芝孢子、猪血、鹅血、三七、熟地黄、桃仁、益母草、紫河车、银耳、香菇等。

（7）能改善肝内微循环的中草药：阿魏、川芎、丹参、当归、红花、黄芪、鸡血藤、刘寄奴、蒲黄、桃仁、益母草、罂粟壳、牡丹皮、白芍、赤芍、三七等。

（8）能降低门静脉高压的中草药：赤芍、丹参、汉防已、桃仁、牡蛎、泽兰、益母草等。

（9）能降低血脂的药物：茺蔚子、大黄、丹参、当归、葛根、枸杞子、何首乌、荷叶、花粉头、红花、黄精、姜黄、决明子、连翘、莪术、蒲黄、西洋参、忍冬藤、三七、山楂、五味子、银杏叶、郁金、泽泻、獐牙菜、螺旋藻、苦参、月见草、海藻、昆布等。

（10）防治肝癌的中草药：白花蛇舌草、白茅根、白术、斑蝥、半枝莲、车前子、赤芍、穿心莲、大腹皮、丹参、当归、冬虫夏草、莪术、茯苓、甘草、汉防己、黄柏、黄芩、黄药子、瓜蒌、连翘、龙葵、女贞子、蒲公英、重楼、茜草、三七、生地黄、地龙、桃仁、鸦胆子、郁金、紫灵芝孢子、泽泻、猪苓等。

98. 治疗肝炎、肝硬化乱用中草药有何危害？

乱用中草药，可引发中草药性肾病、肝病、呼吸道病和血液病。

1993年以来发现中药广防己、关木通、马兜铃均含有马兜铃酸，有较强的肾毒性、致突变性和致癌性。青木香、天仙藤、寻骨风、朱砂莲、龙胆泻肝丸、大黄清胃丸、当归回逆（汤）丸、辛夷丸均含不同剂量的马兜铃酸，使用这些药物时，宜提高警惕。

过量使用雷公藤及其制剂（雷公藤多苷片）可引起中药性肾损害，其他具有肾毒性的植物药还包括昆明山海棠、山慈菇、苍耳子、苦楝皮、天花粉、土贝母、川楝子、钩吻、铁脚威灵仙、番泻叶、细辛、牵牛子、丁香、土荆芥、金樱根、芦荟、草乌、大风子、含羞草、龙葵、虎杖、千年健、萱草根、柴胡、独活，还有动物矿物类药，斑蝥、朱砂、雄黄。单独使用时剂量不宜过大，也不宜久服，配伍使用时，都应注意定期查肾功能。

关于直接致肝损害的中成药首推壮骨关节丸，其次是疳积散、复方青黛丸、金不换。其他能引发肝损害的中草药和制剂有川楝素片，中草药有昆明山海棠、苍耳子、川楝子（苦楝子）、千里光、望江南子、瓜蒂、白花丹、四季青、天花粉、五倍子、石榴皮、木薯、广豆根、艾叶、何首乌、麦角、野百合、八角莲等。

值得注意的是复方丹参注射液、丹参注射液、灯盏花素注射液、感冒通、双黄连粉针、鱼腥草注射液、川芎嗪注射液、牛黄解毒片（丸）、乌头、川芎、天花粉、藜芦、罂粟壳、泽泻、白果、麻黄、全蝎、雄黄、雷公藤、瓜蒂、博落回、五味子、山慈菇、苦参均可引起呼吸系统危害，大多为过敏性哮喘。

草药致血小板减少、溶血性贫血、紫癜、骨髓抑制、再生障碍性贫血、粒细胞减少、急性白血病的报道亦应引起医药界重视，其中雷公藤、青风藤、洋金花、天花粉、芫花、使君子肉、商陆、茜草科山大岸、牵牛子、罂粟壳、蟾酥、马钱子、三七、八角莲、斑蝥、蜈蚣、蛇胆、水蛭、雄黄、朱砂、雷公藤复方制剂、复方丹参片及注射液、双黄连粉剂、葛根素（普乐林）注射液、穿琥宁注射液、复方青黛丸、牛黄解毒片或丸、云南白药、六神丸、喉症丸、十滴水、大黄片、正清风痛宁胶囊、藿香正气水、天麻丸、鱼腥草注射液、感冒通、蝮蛇抗栓酶等，均会损害血液系统。至少已有相关的个案报道。

还有中草药引起过敏性休克的报道，主要是中药注射液。

专家提示

肝本是解毒器官、过多用药都可增加肝负担。根据道听途说随便使用“祖传秘方”和“偏方”，不仅能加重肝病，而且对肾、血液、呼吸系统都可造成后悔莫及的毒害。

99. 肝炎和肝硬化病人常可选用哪些免疫增强药？

这里介绍15种免疫增强的治疗制剂。根据体会作为经验介绍，供读者了解，也可在医生指导下选用。

（1）人血免疫球蛋白（γ-globulin）：别名免疫血清球蛋白。含健康人群血清具有的各种抗体，有增强机体抵抗力起预防感染的作用，对甲、戊型病毒肝炎，麻疹、水痘、腮腺炎等病毒和某些细菌感染均有防治作用。肌内注射每次2～5ml，每3周1次。

（2）特异性抗乙肝高效价免疫球蛋白（HBIg）：当肝移植后宜用100万U用于预防乙肝病毒再感染和复发。

（3）灵菌素（Prodigiosin）：别名灵杆菌素、神灵杆菌脂多糖。对乙肝病毒携带状态可提高免疫力，以协助打破免疫耐受。与抗生素联用防治乙肝病毒合并其他细菌和病毒感染。对复发性口疮有效率在90%以上，并可预防化疗和放疗引起的白细胞减少症。肌内注射每周2次或每5日1次，首次1ml，第2次1.5ml，第3次以后每次2ml（用2ml等渗生理盐水稀释注射液）。前两次注射时，部分病人有低热、酸痛疲乏、轻微感冒、头痛不适，一般次日即自行消失。

（4）猪苓多糖：又名757注射液。用于肺、食管癌及慢性乙肝提高免疫治疗。每次40mg，每日1次，肌内注射，3个月为1个疗程，少数病人有胃肠道恶心、呕吐等不良反应，有效期内避光密闭保存。

（5）香菇多糖：又名1270注射液。能治疗难治性慢性乙肝肝硬化，以提高免疫功能。注射液冻干粉剂1mg/支，每周2～3次，每次1～2mg；口服每日600mg（6～10片），分早、晚服，饭后1小时服用，婴幼新生儿慎用。注射液罕见休克并可见口感异常、出现畏寒、心律失常、血压下降、呼吸困难、皮疹等症状时应立即停药，做相应处理。偶见头晕头痛、红白细胞及血红蛋白减少。片剂，每片2.5mg。

（6）云芝多糖K：别名云星、云芝孢内多糖。主要用于慢性肝炎肝硬化病人、消化道肿瘤、肺乳癌病人，增强免疫，增进食欲，减轻疼痛。与化疗和放疗合用可增强抗肿瘤作用。用量1g，每日3次，连服1～3个月，剂量可视症状增减。

（7）长白山云芝多糖：别名云芝肝泰。对肝炎有降酶、改善症状、提高免疫作用，特别是可促进细胞免疫作用。云芝肝泰冲剂每次1袋，每日3次；注射液40mg（2ml）每日或隔日1次，可连用1～3个月。

（8）植物血凝素：别名植物血细胞凝集素，是用于肿瘤及慢性肝炎的免疫增强剂。每日10～20mg静脉滴注，20～30天为1个疗程。少数病例曾出现一次性过敏反应，偶见过敏性休克。冻干粉剂每支10mg，应贮于2～8℃冰箱，使用时现取现用。

（9）转移因子：别名正常人白细胞转移因子。主要用于肿瘤和自体免疫性疾病的辅助治疗以及慢性肝炎的免疫增强治疗。每支2ml，1次注射，每周1～2次，1～3个月为1个疗程，可皮下注射或上臂内侧或大腿内侧腹股沟下端注射。

（10）免疫核糖核酸（抗乙肝免疫核糖核酸）：用于慢性乙肝及携带者，可使部分细胞免疫功能低下的病人，增强免疫。每周1～3次，每次1支（2mg），疗程4～6个月；6个月以上可改为2周注射1次，最长疗程为1年。有的产品含有微量蛋白，故应注意过敏反应，应由低剂量开始使用。有效期内低温下保存。少数病人治疗第6～8周时可有丙氨酸转氨酶上升或伴有黄疸，可暂停注射1～2周。

（11）小牛胸腺肽（猪胸腺肽）：可用于各种细胞免疫减低的疾病，也可用于各型重症肝炎及肝硬化、肝癌的辅助治疗。每支5～20mg，每天或隔日或每周2次，可肌内注射和静脉滴注。应根据医嘱使用，已有发生过敏反应甚至过敏休克的报道。国内制剂未测定过疯牛病因子者，不宜乱用。

（12）干扰素诱导剂：主要有聚肌胞，别名聚肌胞嘧啶核苷酸（poly I：C）。适用于慢性乙肝早期肝硬化。针剂1mg（2ml）、2mg（2ml），每周2～3次，3个月为1个疗程，注射后少数病人可出现一般性低热。

（13）乙氨芴酮：别名双二乙胺基芴酮、泰洛龙、梯洛龙。广谱抗病毒，尚能抑制动物肿瘤。口服每日0.5g，疗程15～30日。可引起恶心、呕吐、腹泻、乏力、眩晕、头痛、嗜睡或失眠等不良反应，剂量大时，对心肌有一定毒性。

（14）聚腺尿甘酸：别名聚腺甘酸尿嘧啶核苷酸（poly A：U），可用于慢性乙肝，剂量疗程尚未确定。

（15）培非康：别名双歧三联活菌。本品为双歧杆菌、嗜酸乳杆菌、粪链球菌、乳糖、淀粉等组成的胶囊剂。每粒40mg。成人每次2～3粒，每日2～3次；儿童0–1岁每次半粒，1–6岁每次1粒，6–13岁每次1～2粒，主要用于慢性肝炎肝硬化、有肠道菌群失调症的病人。治腹泻、腹胀、便秘等症。

100. 双环醇治疗肝炎后肝硬化有效吗？

双环醇（商品名为百赛诺），是我国2001年上市的抗肝炎新药。该药可清除细胞内的自由基，保护肝细胞膜和线粒体，减轻肝的炎性损伤，防止肝纤维化；增强肝蛋白质的合成，同时能诱导HepG2细胞凋亡，抑制HepG2.2.15细胞株分泌HBsAg和阻抑HBV–DNA复制。近年已广泛用于血清氨基转移酶异常的慢性乙型和丙型肝炎和其他非病毒性肝炎。

我们用双环醇片每次25mg，每日3次，治疗肝炎后活动性肝硬化代偿期成人病人，经半年的治疗，丙氨酸转氨酶（ALT）的复常率为60%，天冬氨酸转氨酶（AST）的复常率为48%；如果加大双环醇片的用量，每次50mg，每日3次，治疗代偿期肝硬化病人的疗效可相应提高；同时对治疗前丙氨酸转氨酶大于200U以上者的大三阳肝硬化活动期病人，可获HBeAg 30%的阴转率。

该药治疗乙型、丙型慢性肝炎儿童时，用量为每天每千克体重以1.5mg计算，治疗3个月可使丙氨酸转氨酶的复常率达90%，天冬氨酸转氨酶复常率达60%；已有B超提示肝硬化的儿童，用该药治疗的降酶（丙氨酸转氨酶、天冬氨酸转氨酶）效果均肯定，随ALT、AST的下降，相关症状均获改善，未出现任何不良反应。

专家提示

双环醇对多种原因所致的肝损害均有显著的保肝抗炎作用，疗效较稳定持久。除降酶有良效外，一定程度上有抑制乙肝、丙肝病毒复制，降低肝纤维化程度的功能。对脂肪肝患者，双环醇可改善肝内脂肪沉积，炎症坏死和纤维化。

101. 水飞蓟类药物为何亦能治疗肝纤维化、肝硬化？

水飞蓟是从菊科植物水飞蓟果实中提取出来的混合物，其主要活性成分为黄酮类化合物水飞蓟宾、水飞蓟宁、水飞蓟丁等，其中水飞蓟宾占60%左右。文献报道，水飞蓟宾能活化肝细胞RNA聚合酶Ⅱ，恢复ATP酶活性及谷胱甘肽含量，并能预防氧化应激所致的肝细胞膜损伤。对四氯化碳、硫代乙酰胺、毒蕈碱、鬼笔碱、猪屎豆碱等肝脏毒物引起的各类肝损伤，具有相同程度的保护和治疗作用，并能预防四氯化碳所致的肝纤维化和组织丙氨酸转氨酶的升高。对胆管堵塞性大鼠肝纤维化模型发现水飞蓟宾可使肝胶原总量降低35%，同时明显抑制肝脏Ⅰ型胶原，阻抑TGF-β的mRNA水平。临床上可治疗各种慢性肝炎、早期肝硬化、肝中毒等疾病。在改善肝炎病人的症状、体征、肝功及肝纤四项指标方面均有一定疗效。制剂有益肝灵片，每片35mg，每次2片，每日3次；水飞蓟宾葡甲胺盐，每片50mg（相当于水飞蓟宾35.6mg），每日3次，每次2片。另外，还有水林佳（水飞蓟宾与磷脂混合制剂）等。

102. 六味五灵片对治疗肝硬化有作用吗?

六味五灵片的前身是解放军第302医院研制的“肝得宁Ⅱ号丸”，由五味子、女贞子、连翘、败酱草、莪术、灵芝孢子粉等药物组成，具有滋肾养肝、扶正祛邪、活血解毒功效，用于肝肾不足、瘀热互结证。动物实验表明，六味五灵片对氨基半乳糖引起的急性肝损伤以及卡介苗加脂多糖诱导的免疫性肝损伤，均有明显的防护和治疗作用；对四氯化碳引起的肝损伤不仅可抑制血清转氨酶的升高，还可减少肝胶原蛋白含量；对乙型肝炎病毒也具有一定的抑制作用。北京解放军302医院辛绍杰等采用多中心、随机方法，以联苯双酯滴丸为对照，应用六味五灵片治疗CHB 324例，结果表明，六味五灵片能有效降低CHB患者转氨酶水平，而且治疗后ALT、AST反跳率低、稳定性好，有很好的安全性。另有报道，六味五灵片大量的生物成分可抑制肝内脂肪引起的转化生长因子TGF-β的释放，避免引起肝星状细胞的活性，从而防止肝纤维化和肝硬化。

103. 如何评价抗肝纤维化、肝硬化正在研究中的新药?

（1）秋水仙碱（colchicine）：1988年国外报道，该药与安慰剂相比，能延长肝硬化病人的生存期，而且部分病人做肝穿表现组织学尚有好转。

秋水仙碱能抑制微管蛋白聚合从而干扰细胞的胶原分泌。实验研究发现，它还能刺激胶原酶的活性、增强降解，又能抑制巨噬细胞释放单核细胞因子等生长因子，减少IL-1的分泌。但近年有人采用口服秋水仙碱治疗各种肝纤维化或肝硬化

1138例的14项临床研究分析中认为：本药对总病死率、肝病相关病死率、并发症预防及其他转归方面，均看不到统计学上有意义的疗效，但不良反应发生率却明显增加。总之用秋水仙碱治肝硬化，对其有效率尚有争议。

（2）多聚乙酰卵磷脂（PUL）：该药曾报道对酒精性肝硬化和人血白蛋白所诱导的大鼠肝纤维化有一定疗效，体外细胞培养研究发现，它对Ⅰ型前胶原mRNA的表达无影响。但其多中心临床试验初步结果显示，PUL在部分病例可延缓酒精性肝纤维化的进展。

（3）己酮可可碱：曾报道具有改善微循环作用，抑制肝星形细胞的激活，减轻无机磷中毒所致的肝纤维化，使Ⅰ型胶原mRNA减少，但同时可使T1MP1、mRNA的水平增加2倍；但在临床治疗中，抗肝纤维化的效果仍不够理想。

（4）前列腺素E1类似物：曾报道可能直接抑制Ⅰ型胶原mRNA的表达；它还能增加细胞内cAMP，从而增加细胞内胶原降解。实验动物中发现该药能增加肝血流，改变膜流动型，改变血中胰岛素及胰高糖素的水平，抑制巨噬细胞释放炎性因子。但尚无用于治疗人肝纤维化的临床报道。

（5）脯氨酸-4-羟化酶抑制物：能抑制前胶原α肽链中脯氨酸的羟化，减少羟脯氨酸形成，能降低前胶原α肽链三股螺旋的稳定性。其抗纤维机制是抑制肝星状细胞激活，并降低Ⅰ型胶原及T1MP1的mRNA水平。发挥抗纤维化疗效时不须经过肝细胞代谢就可发生效应。药用制剂HOE077（鲁非罗尼lufironil）类似物沙非罗尼（safironil），现今尚未见到用此类新药治疗肝纤维化的临床报道。

（6）某些细胞因子：肝细胞生长因子（HGF）、尿激酶型纤溶酶原激活物（uPA）IL-18、IFN-γ、IL-10在肝纤维化肝硬化实验治疗中均发现有苗头，但均未成为临床用药。

专家提示

口服维生素AD丸，要适度适量。

肝脏是维生素A类储存和代谢的主要器官，同时也是A类维生素视黄醇（retinol），视黄醛（retinal）及视黄酸（retinoic acid）的效应器官。但是早期酒精性肝病、胆汁淤积及药物性肝炎病人不宜采用维生素A作为治疗药。临床发现：如果每天给予25 000U的维生素A，连服6年就可导致肝硬化；而如果每天摄入10万U维生素A，则2～3年即可形成肝硬化。提示过量的视黄酸类维生素A对肝反而有害。给儿童服用维生素A、D丸，已经人为引发过肝硬化的教训，亦希望医生们及育儿的母亲切记。

小贴士

小柴胡汤在治疗肝纤维化、肝硬化实践中具有两面性。

日本学者认为：适量服用小柴胡汤，有降低肝羟脯氨酸含量及改善组织学作用；体外研究本方剂能抑制肝星状细胞的增生，降低其Ⅰ型胶原mRNA的表达。方中活性成分是黄芩苷（Baicalin）、黄芩苷元（Baicalein）和黄芪皂苷（Saikosaponin），是与水飞蓟宾具有相似结构的黄酮类物质，具有抗肝纤维化和阻抑肝硬化的疗效。但近年又发现长期服用小柴胡汤（1年以上）的病人存在一定的肝毒性。将小柴胡汤与干扰素合用1年的病例，发生了肺间质炎变的不良反应。

104. 微生态制剂可用于肝硬化的治疗吗？

人体在正常情况下，肠道内细菌群的种类和数量是相对稳定的，并处于动态平衡状态。肝硬化病人的肠道菌群中经常会发生失调：厌氧菌（双歧杆菌、拟杆菌）会减少，能致病的大肠埃希菌、肠杆菌、外源致病菌、梭菌等会增多，临床上就会出现腹胀、腹泻、肝区不适等症状，口服补充微生态制剂就能增加有益菌，减少有害菌，调节肠道内菌群的平衡；还发现微生态制剂具有恢复或增加腹腔内巨噬细胞的吞噬活性，促进人体内巨噬细胞产生γ－干扰素、β－干扰素、白介素1、白介素6等细胞因子，增加人体免疫细胞吞噬病毒细菌的免疫功能；微生态制剂的益生菌还能通过糖类、糖蛋白、Ca^{2+}离子，脂壁磷酸黏附于肠壁微绒毛的刷状缘和黏膜层，构成一层菌膜屏障，并产生细胞外糖苷酶，降解上皮细胞上作为潜在致病菌和与内毒素结合受体的多糖，有效阻挠病原微生物在肠道内的寄生繁殖。

因此，微生态制剂在慢性肝炎、肝硬化的治疗中，可发挥明确的辅助和对症治疗作用。特别在改善肝硬化病人由菌群混乱引起的腹胀、腹泻、大便干结，肝区不适的症状方面疗效显著。在肠道微生态紊乱，导致氨、硫醇等肠源性毒物产生和吸收增多而引发的肝性脑病方面有明显缓解作用；对自发性腹膜炎和内毒素血症均有良好的改善和辅助治疗效果。

105. 益生元类制剂治疗肝硬化有何特点？

益生菌是含有足够数量非致病性的特定活菌制剂，是补充人体不足的正常菌群制剂，常被制成以双歧杆菌、乳酸杆菌为主的单剂或合剂，剂型有胶囊、片剂、口服液、颗粒剂。口服后能通过改善人体内黏膜表面的微生物菌群来保持肠道内微生态的稳定和平衡。有部分学者认为：乳酸菌素片是嗜酸乳杆菌的碎片，同样含有乳酸杆菌的组成成分，代谢产物和活菌的生理效应，但属死菌制剂，也应归属益生菌制剂。

益生元是一些不被人体消化吸收的食物寡聚糖类成分（主要包括乳果糖、低聚果糖、低聚木糖等低聚糖），但能帮助并明显促进结肠内双歧杆菌的活性增强，因此又被称为双歧因子。这些寡聚糖可被双歧杆菌发酵，发酵产物能促进自身生长而明显抑制病原菌的繁殖，纠正肠道内微生态紊乱，抑制肠道内腐败产物积聚，从而减少大便中的臭味。

合生元是益生菌与益生元的组合制剂，既可发挥益生菌活性，又可选择性地增加无毒正常菌的数量，使益生菌的作用更显著持久。

乐托尔、双歧三联活菌（培菲康）、整肠生、双歧杆菌活菌胶囊（丽珠肠乐）、贝飞达都属益生菌制剂，也是肠道菌群失调矫正剂，在改善肝功能，降低丙氨酸转氨酶、天冬氨酸转氨酶、内毒素水平，缓解肝硬化病人症状，改善Child-Pugh分级方面均起治疗作用。

乳果糖口服液是防治肝硬化肝性脑病的常用标准治疗剂，服用后，乳果糖使肠道内双歧杆菌增殖，乳酸、醋酸分解后改变肠道内酸度，使氨的吸收减少，明显降低血氨指标。临床上预防治疗肝性脑病时常须将乳果糖与培菲康合用，2周后降血氨，降pH定能达到显著效果。

肝硬化产生自发性腹膜炎者，主要致病菌来自肠道革兰阴性杆菌。在给予喹诺酮类抗生素的同时服用益生菌可以平衡病原菌，防止病原菌增殖易位，减少自发性腹膜炎发生。采用整肠生（地表芽胞杆菌制剂）4粒，每日3次，10天后明显达到以菌制菌的作用；对肝硬化腹水并发腹膜炎者的腹泻、腹痛、发热以及腹水培养阳性率均起到抑制作用，还能明显减少内毒素血症的发生。

肝硬化肠道内菌群紊乱，肝内库普弗细胞的毒物清除能力下降，极易发生肠源性内毒性血症，双歧杆菌制剂能明显抑制肠道腐败菌的生长，尿素酶细菌生产的内毒素就会明显减少而不被肠道吸收，从而降低肝硬化病人血液中的内毒素水平和血氨浓度。

专家提示

服用整肠生时应停用其他抗菌药物。①本品对三代头孢菌素、庆大霉素、氟哌拉西林等一类药不敏感，对环丙沙星、亚胺培南/西司他汀钠等一类药高度敏感；②大剂量服用可伴有便秘；③活菌的微生态制剂应贮存在2～8℃的冰箱里。

小贴士

婴幼儿服用微生态制剂，用量应按医嘱或说明书或按成人量减半使用。可从胶囊中倒出粉末，放在乳液中服用。口服液则可直接服用；乳酸菌的片剂可嚼碎后服下。切勿与50℃以上的开水同服。且饭后服用为佳。

106. 复方鳖甲软肝片治疗肝硬化为何长盛不衰?

复方鳖甲软肝片是由解放军第302医院在1971年由医、教、研、药人员集体研究产生的，目前已成为国家级可逆转肝纤维化，专一抗早期肝硬化的纯中药制剂。

该药首先研究慢性肝炎如何演变成肝纤维化、肝硬化的病情。从中医理论发现慢性活动性肝炎，常因湿热邪毒伤及肝脾，又因失治误治使肝脾功能更加失调；久病体虚又伤肾，三脏余邪留恋，造成气结血瘀，阻于肝络，积聚成癥瘕。所以选用鳖甲、冬虫夏草、赤芍、黄芪及参三七等中药制成，能软坚散结、化瘀解毒，益气养阴的软肝复方制剂。复方鳖甲软肝片内含有冬虫夏草，当冬虫夏草含量达每日6g，口服后，还能促进HBV-DNA的复制转阴。实验研究证实，复方鳖甲软肝片能明显稳定并改善肝纤维化趋势。

该药经过中西医反复琢磨攻关和临床应用，疗效肯定。该药在基础科研中做得扎实，在动物实验中进一步肯定了软肝片的复方：①能抑制产生胶原的贮脂细胞；②能降低Ⅰ型胶原mRNA的表达；③能减少胶原在肝脏Disse腔沉积；④并能促进新生胶原降解、逆转。临床上以清蛋白、肝纤4项为指标，B超以缩脾为指标，又用56例服药前后半年以上者做肝穿作对照。发现每次服药4片，每日3次，疗程半年后的疗效：对66%的病人可提高清蛋白质量，66.7%具有缩脾效果；85.67%的病人获得临床症状改善；肝纤维化4项指标下降到正常的概率为81.67%；肝组织病理改善率（含纤维化逆转率）达71.14%；专家综合评定：该药能预防、阻断和治疗肝纤维化及早期肝硬化的总有效率为81.67%。

研究发现该药不仅能治疗病毒性肝炎后肝硬化，对脂肪肝、酒精肝向肝纤维化发展，以及血吸虫病已去除病原后的肝硬化都有明确疗效。中西医结合肯定该药能主治各种原因所致的肝纤维化，早期肝硬化病人所产生的胁肋隐痛、肋下痞块、面色晦暗、脘腹胀满、纳差便溏、神疲乏力、口干且苦、赤缕红痣、朱砂红掌、舌质暗绛有瘀斑，苔焦黄腻脉弦细等症，对瘀血阻络、气阴亏虚，热毒未尽者均可使用。

八家全国性大型医院（上海曙光医院、北京地坛医院、佑安医院、北京中医院、北京军区总医院、空军总医院、天津市传染病医院及湖北中医附院）采取多中心随机、双盲联合观察，均证实复方鳖甲软肝片的组方合理，对各种慢性肝炎及早期肝硬化均有显著疗效。服药使用安全，未发现有明显不良反应。

107. 复方鳖甲软肝片与抗病毒药物可以联合使用吗？

当复方鳖甲软肝片与抗米夫定、阿德福韦酯或替比夫定、恩替卡韦等抗病毒等药物同时应用，比单用抗病毒的核苷类药物组的疗效有明显的优势。经24周、48周、96周分两组观察，肝纤维化的改善率，联合组与单药组比较，恩替卡韦+复方鳖甲软肝片，比单用恩替卡韦组治疗后患者较治疗前纤维化和肝穿刺结果均降低46.8%～56.9%，而单药组仅降低22.6%，提示对乙肝阳性和肝硬化的患者，抗病毒治疗和抗纤维化治疗必须双管齐下。抗病毒治疗为抗纤维化奠定了基础，而复方鳖甲软肝片能针对肝纤维化形成的病理过程来弥补抗病毒病因治疗的不足。

抗病毒药联合抗肝纤维化的复方鳖甲软肝片一起治疗是中西医结合“标本兼治”的有效措施，值得推广使用。

108. 硫普罗宁治疗肝炎肝硬化有何效果？

硫普罗宁对各种原因引起的肝炎，早期肝硬化均可改善其肝功能，对脂肪肝、酒精性、药物性损伤及重金属中毒治疗均有效果，对放疗、化疗引起的白细胞降低则有防治作用，还对老年性早期白内障和玻璃体混浊有显著治疗效果，其商品名为凯西莱。

本品为含巯基类化合物，可使肝细胞线粒体中的ATP酶活性降低，ATP含量升高，电子传递功能恢复正常，从而改善肝细胞功能对抗各类原因所造成的肝损害。本品对药物性和各类化学物质所致的丙氨酸转氨酶、天冬氨酸转氨酶升高有明显纠正作用，加速乙醇在体内排泄，对肝损伤引起的三酰甘油蓄积有抑制作用，并能抑制过氧化物产生，促进坏死肝细胞的再生和修复。还可促进重金属汞、铅从胆汁、尿、粪中排出，降低在肝肾中蓄积量。保护肝功能和多种物质的代谢酶。还能提供巯基发挥解毒和组织细胞的保护作用。从而治疗放、化疗所致的白细胞减少。

注射用硫普罗宁100mg，治疗各种肝病早期肝硬化时一次静脉滴注200mg，每日1次，连续4周；口服硫普罗宁每片100mg，每次100～200mg，每日3次，疗程2～3个月，停药3个月后可继用1个疗程。

本品有消化道不良反应，偶见过敏性皮疹，严重者可暂时停药。该药长期大剂量静脉注射或口服，罕见蛋白尿或肾病综合征，还罕见胰岛素自体免疫综合征，疲劳感及肢体麻木等，应减量或及时停药。重症肝炎、高黄疸、顽固腹水、消化道出血、合并糖尿病、肾功不全的病人一定要在医师指导下用药。本品不得与具有氧化作用的药物合并使用。急性重症铅、汞中毒者禁用。

专家提示

用硫普罗宁每天200mg，静脉滴注治疗代偿性肝硬化，产生药物的不良反应率为5%。多见发热反应，偶可高热达39℃以上，停药后可消退。其他反应有皮疹、瘙痒、上肢不适、麻木、恶心、头晕、颌下腺肿大等，静脉滴注速度过快，可引起局部疼痛。

小贴士

硫普罗宁可用于脂肪肝，但疗程不宜超过3个月。对儿童、孕妇、哺乳妇女，最好禁用。各型急性病毒性肝炎禁用。

109. 谷胱甘肽在肝病治疗中的药效如何？

谷胱甘肽是人类细胞质中自然合成的一种肽，由谷氨酸、半胱氨酸和甘氨酸组成，含有巯基（—SH），广泛存在于人体各器官，在维持细胞生物功能方面起重要作用，并能与有毒化学物质及其代谢产物结合起解毒作用。该药通过其巯基与体内的自由基结合，可以转化为容易代谢的酸类物质，从而加速自由基从人体排泄。该药还能通过其甲基与转丙氨基反应，起到保护肝的合成、解毒、灭活激素等功能；并能促进胆酸代谢，有利于消化道吸收脂肪及脂溶性维生素。该药参与人体三羧酸循环及糖代谢，使人体获得高能量。它还能激活各种酶，特别是人体内的巯基（—SH）酶等，从而促进糖、脂肪、蛋白质代谢，也能影响细胞的代谢过程。该药还有保护眼睛防止白内障和角膜、视网膜疾病的发生发展，还能防止黑色素形成，防止皮肤色素沉着。注射用谷胱甘肽每支300mg或600mg，肝病病人每次可用300～600mg，每天1～2次肌内或静脉注射，疗程为1个月。注射本药后，药物分布在肝、肾、肌肉内，脑内分布较少。在体内代谢后以硫醇尿酸排出。半衰期为24小时。重症肝炎肝硬化、肝衰竭时，即使用大剂量，亦很少有不良反应，但偶见皮肤皮疹、消化道不适、恶心呕吐症状，注射部位有轻度疼痛。病人对本品有过敏反应者禁用，出现皮疹时如伴血压下降、面色苍白者，应停药。溶解药液后应立即使用，剩余药液不能再用。该药不宜与维生素B_{12}、维生素K、泛酸钙、乳清酸及抗组胺制剂、磺胺药及四环素类药混合使用。静脉给药应缓慢，但每次滴注时间不宜超过2小时。用该药治疗有效者，疗程可延长或根据病情由医生决定。

专家提示

谷胱甘肽治疗慢性病毒性肝炎代偿期肝硬化病人可降低其转氨酶和改善症状，但不能抑制病毒。本品对异烟肼、抗癫痫药引起的药物性肝病有效，亦可治疗酒精性肝炎、有机磷中毒、芳香化合物中毒。

小贴士

谷胱甘肽药物的异名还原型谷胱甘肽；其商品名，有泰特（TAD）、古拉定（Glution)、阿拓莫兰。

110. 必需磷脂在肝病治疗中有何作用？

必需磷脂已做成注射液，每支232.5mg，还制作成胶囊，每粒228mg，起治疗作用时成人每日最大用量可静脉滴注8支注射液，但最大口服量一天不宜超过6粒胶囊。由于注射剂中含有苯甲醇作稳定剂，因此只能做缓慢静脉滴注。滴注过快时可导致血压下降，但未发现药物有中毒症状。是一种安全有效的保肝药。

该药可治疗不同原因引起的急、慢性肝炎，肝硬化及继发性肝功能失调。对酒精性脂肪肝、非酒精性脂肪肝均有治疗效果，还能预防胆结石复发。对妊娠中毒症，银屑皮肤病和放射综合征出现的肝损伤均可用此药治疗。

外源性必需磷脂在化学结构上与人体内源性磷脂一致，它可提供高能量易吸收利用的磷脂，并含有大量不饱和脂肪酸，主要进入肝细胞，并以其完整的分子与肝细胞膜和细胞器膜相结合，保护肝细胞的结构及对磷脂有依赖性的酶系统。能防止肝细胞坏死和纤维结构的增生，促进肝病康复。本品还可有效地使磷脂协调细胞内功能，使脂肪代谢、合成蛋白质及解毒功能恢复正常。磷脂分子还可分泌到胆汁中，稳定胆汁的正常作用。

必需磷脂口服后，90%在小肠被吸收，大部分被磷脂酶A分解为1−酰基−溶血胆碱，50%在肠黏膜立即再次酰化为多聚不饱和磷脂酰胆碱，后者通过淋巴循环进入血液，主要同肝的高密度脂蛋白结合。给药6～12小时，磷脂酰胆碱的平均血药浓度可达20%，其中胆碱的半衰期达66小时，不饱和脂肪酸的半衰期是32小时，而每天在粪便中的排出率不超过5%。

由于该药吸收良好，在体内半衰期长，每天口服量不宜太多。超量服药不仅浪费还可能影响肝对该药依赖性，妨碍脂肪肝的正常康复。

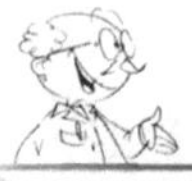

小贴士

必需磷脂注射液严禁用电解质溶液稀释，也不可与其他任何注射液混合注射。输液时可用5%、10%葡萄糖或5%木糖醇注射液稀释，混合液的pH不得低于7.5，配制好的注射液如不能保持澄清，应禁止使用。静脉注射时，不能添加任何其他药物。该药中有苯甲醇作稳定剂，绝不可用于新生儿和早产儿。儿童用量应遵医嘱。本药口服剂宜在餐中用足量温开水整粒吞服，绝不可咀嚼。

111. 肠源性内毒素血症的治疗原则是什么？

（1）控制内毒素的来源：①抑制内毒素的产生、促进内毒素的排出，除使用抗菌药以外，应选好微生态调节剂，如丽珠肠乐（双歧杆菌活菌胶囊）、培菲康或贝飞达（双歧杆菌、嗜酸乳杆菌、烘链球菌）、米雅（酪酸菌、耐酸性压氧芽胞杆菌，抗腐败性很强）、整肠生（地衣芽胞杆菌）；②减少内毒素的渗透入血应选用肠黏膜保护剂。

（2）加速内毒素的清除：①血液净化技术可有效清除血浆内毒素；②乳果糖使小肠内水、电解质滞留在肠腔，产生高渗效果，刺激肠蠕动引起缓泻，从而促进内毒素的排出；③大承气汤、黄连解毒汤等中药复方对内毒素血症亦有不同程度的治疗作用。

112. 肝功能减退时如何合理使用抗生素?

一般可将肝功能减退时抗菌药物的使用分为以下几种情况。

（1）药物主要经肝清除：包括大环内酯类药物（不包括红霉素酯化物）、林可霉素、克林霉素、麦迪霉素、罗红霉素及阿奇霉素等药，主要经胆汁排泄，在胆汁中浓度较高，相当量的药物可能在肝内代谢灭活，少量随尿排出。肝功能减退时，药物排泄较慢，但无明显肝毒性发生，因此可谨慎使用，按原治疗量或减量。克林霉素与林可霉素在肝内代谢，随胆汁及粪便排出，肝功能减退时其清除半衰期明显延长，血药浓度升高，可引起血清转氨酶升高，但转氨酶的升高和高胆红素血症可能由药物干扰比色测定所致，并非肝毒性反应，故应慎用，并须减量给药。

（2）主要经肝或相当量经肝清除的抗生素：包括氯霉素、氨苄西林酯化物、红霉素酯化物、利福平、异烟肼、两性霉素B、四环素类、磺胺药及酮康唑、咪康唑等，肝功能减退时药物清除及代谢减少，可导致毒性反应发生，应避免使用。

（3）药物经肝、肾两途径清除：肝功能减退时血药浓度略升高，如同时有肾功能损害时，则血药浓度升高尤为明显。严重肝病时应减量使用，属此类的有青霉素族中的美洛西林、哌拉西林、头孢哌酮、头孢曲松、头孢噻肟、头孢噻吩等。此外头孢哌酮、头孢曲松、头孢孟多在肝病时易引起凝血功能障碍，主要抑制维生素K合成，从而使凝血因子合成不足及血小板减少，应给予注意。

（4）药物主要经肾排泄：肝功能减退时不需要调整剂量，包括青霉素、头孢唑林、头孢他啶、亚胺培南等药物，氨曲南、磷霉素、万古霉素、多黏菌素及喹诺酮类药物（不包括培氟沙星），肝功能减退时，选用这类药物最安全。对氨基糖苷类药物，尽管主要经肾排泄，但肝病病人肾毒性发病率明显增高。因此，肝功能减退病人应注意慎用。

肝功能减退者细菌感染，一般根据感染部位及病原菌类型，选用适宜抗菌药物，避免使用肝毒性药物，除败血症外，一般不采用两种抗菌药物联合使用。其疗程根据临床情况而定，症状好转后，仍应延长疗程，以免感染复发，一般极重感染的有效抗生素疗程应不短于3周。

113. 为什么肝炎病人应慎用降酶药物？

乙肝病人抽血化验检查转氨酶是最常见、最关注的项目，不少病人常被反复升高的转氨酶搞得心烦意乱、坐卧不宁。针对这一点，我国先后研制出不少降低血清转氨酶有效的制剂，使用后往往立竿见影，医生和病人心中都得到宽慰，其实单纯起到降酶作用的药物，也存在不少问题，病人应该慎重使用。转氨酶包括丙氨酸转氨酶和天冬氨酸转氨酶两种，它们存在于体内许多器官，如肝、心等，当这些器官受损时，这些酶就会释放到血液中，引起血清转氨酶数值升高，转氨酶升高只是一种现象，对人体并没有什么坏处。从理论上说，治疗乙肝完全可以不用降酶药物，但是转氨酶数值升高明显，有时高出正常值几十倍，病人心中十分畏惧；有的病人平常转氨酶时高时低，心理压力很大，如果有什么药物能够迅速降低转氨酶，势必会减轻病人心理压力，所以在一定场合下使用降酶药物也有一定可取性。但是使用降酶药物一定要慎重，使用不当，反而不好，主要有以下原因。

（1）降酶药物可能会掩盖病情真相。不少降酶药对于转氨酶能起到迅速的裂解作用，尤其是对于丙氨酸转氨酶，迅速降解血清中的丙氨酸转氨酶，作用立竿见影，但是对于其他酶类（如天冬氨酸转氨酶、转肽酶等）没有降低作用，证明单纯的降酶药物作用很有限。仅仅丙氨酸转氨酶降低了，根本不能证明病情好转了，相反有可能掩盖了病情真相，只注意了谷氨酸转氨酶下降，而忽略了其他酶谱数值的变化，转氨酶从表象上看是下降了，但是这是靠药物硬性压抑下去的，不代表肝炎症活动的减轻，转氨酶的活性受到抑制和降解，并非转氨酶已不存在。

（2）转氨酶药物性降低未必就是好事。相当多的病人在使用降酶药物后，丙氨酸转氨酶恢复到正常值，但在转氨酶保持正常的背后，乙肝病毒复制不断，肝实质受损仍见加重，反映肝实质受损的指标，如转肽酶、胆碱酯酶、血清蛋白等异常仍在逐步加重，病情越发严重，从这一点上讲，降酶药硬性将转氨酶降至正常，未必是好事。病情真正好转的标志是包括转氨酶在内的所有肝脏酶谱都趋向正常。

（3）降酶治疗只在我国存在，国外并无此说。国外不存在什么降酶药物之说，国外治疗乙肝主要是抗病毒和调节免疫制剂，当乙肝病毒被抑制或清除，机体免疫功能正常，肝功能自然恢复，不必使用单纯的降酶药物。如果病毒被清除，免疫功能得到恢复，病情自然好转，加用降酶药物可能是多此一举。治疗的根本目的是抑制和清除乙肝病毒，病毒被抑制或清除，转氨酶自然会降下来。

（4）一旦使用降酶药物应注意的事项：为缓解病人的心理压力，有时不得不使用一些降酶药物，如中药五味子制剂（联苯双酯、五酯胶囊等），降酶药物使用时一定要注意疗程，一般需要半年以上时间。转氨酶一旦正常，不要立刻停药，而应慢慢减量，维持用药一段时间。一旦突然停药，很可能会出现转氨酶的“反弹”，“反弹”后的转氨酶水平可能超过治疗前。使用降酶药物同时，应该根据病人病情，酌情加上抗病毒及免疫调节剂，标本同治。观察肝功能时，不应仅仅观察转氨酶，还应通盘考虑肝功能系列，以决定联合治疗，全面解决。如果考虑使用抗病毒治疗，最好先不要上降酶药，因为当真正的转氨酶水平升高2～5倍，正好是抗病毒治疗的时机，如果使用降酶药物，会干扰病情判断，耽误治疗。

专家提示

使用降酶药可能掩盖病情真相，大量长期使用降酶药，的确可以使不少病人的转氨酶降到正常范围，但这里面包含一种假象，往往使病人产生盲目乐观情绪，放弃或忽视了其他重要治疗措施，特别是抗病毒治疗。不去关注复制活跃的病毒而热衷降酶，可能会使体内病毒更为猖獗。“假正常”不仅麻痹了病人，也会麻痹医生。病人不主动接受医学监测，不去化验肝炎病毒指标，任凭病毒复制、发展，结果肝炎症持续存在，肝纤维化悄悄进行着，肝硬化也会在潜在中到来。

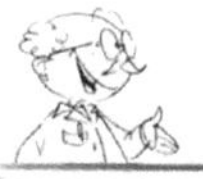

小贴士

现在我国主要的降酶药物为甘草甜素类如强力宁、甘利欣、美能，含五味子类成分的联苯双酯和相关中药制剂等，这些降酶药物不具备确切的抗病毒作用，目前主要用作对症处理。

114. 晚期肝硬化病人可以服用普萘洛尔吗？

晚期肝硬化时，一氧化氮释出增多，扩血管作用增强，同时机体对肾上腺素能反应减低，普萘洛尔（心得安）不起重要作用，还可减少肝血流量，易诱发肝性脑病，因此应禁用或慎用。

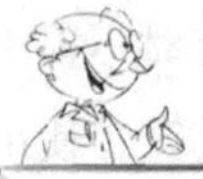

小贴士

何谓阴黄？

阴黄可由阳黄日久转化而来，或因脾阳不振，寒湿内蕴，瘀滞肝胆，胆液不循常道而外溢。发病慢，病程长。主要表现为身目萎黄晦暗、纳呆腹胀、神疲无力、胁肋隐痛、小便短少、大便不实或溏，舌苔白腻或白滑、舌质淡，脉象沉迟或沉细。治宜调理脾胃，温化湿寒。常用药物为膈下逐瘀汤、茵陈术附汤等。主要起活血化瘀、温中健脾、化湿退黄的作用。

115. 怎样理解肝炎后肝硬化抗病毒治疗的重要性？

慢性肝炎之所以进展为肝硬化，罪魁祸首当属肝炎病毒，由于病毒没能很好地被抑制，肝细胞炎症也就不能得到控制，逐渐形成肝纤维化。在此阶段，病毒仍然很活跃，促进肝纤维化加重，终于发展成肝硬化。也就是说，从肝炎→肝纤维化→肝硬化，病毒始终在起作用。病人到了肝硬化阶段，如果想办法抑制病毒，去除或减轻病毒的作用，可阻止肝硬化进一步发展。

但是，肝炎后肝硬化的抗病毒治疗，并非人人皆宜，应用抗病毒药应注意掌握应用适应证，向患者讲明应用的必要性以及注意事项，充分获得患者的理解和配合。失代偿期肝硬化不能使用干扰素治疗。乙肝病毒感染者如果有病毒复制，可以选择核苷类似物，原则上选用起效快，高耐药基因屏障的药物，以减少耐药的产生以及由此带来的不良后果。对于早期丙肝肝硬化，可考虑在严密观察下使用干扰素抗病毒治疗。

抗病毒治疗同时，其他综合疗法不可偏废，特别是失代偿性肝硬化患者，补充血浆、人血白蛋白不可少；有感染迹象要加用抗生素，以减少内毒素血症对肝的影响。也可选用氧化苦参碱、日达仙（Tα1）治疗，这些药物作用温和，抗病毒效果确实，兼有抗纤维化作用。病人用药的依从性也好。

116. 为什么肝炎后肝硬化患者在长期服药的情况下，一定要注意用药安全？

肝炎后肝硬化是慢性疾病，往往需要长期服药，有医生认为中西医联合治疗，常可提高抗病毒效果。实践中也发现，针对性较强的联合用药，常可使肝硬化逆转，加速肝病组织的修复。但在肝病患者中，经常会发现患者用药后的三大风险。

（1）药品的不良反应：肝病合并糖尿病或兼患其他疾病的患者中，药物可引起100多种药源性疾病综合征。有的直接引起肝损伤，有的可能造成过敏性或多脏器不可逆损害，甚至出现肝衰竭和死亡。美国报道，药物性肝损伤是引起肝衰竭的主要原因。其死亡率在美国是8%，中国是30%，当今药物性肝损伤引起的急性肝衰竭已成为肝移植的重要原因之一。

（2）用药错误：在美国的医疗失误中占24.7%，英国占22.2%，澳大利亚占19.9%。美国每年用药错误致死者达数千例，经济损失达数十亿美元，但国内尚无综合数据报道。2012年某医院的医生曾将抗病毒药阿糖腺苷开成抗肿瘤药阿糖胞苷，导致10余名急性胃肠炎患儿误注射后出现粒细胞白细胞减少等不良反应。开错药、发错药、打错针、吃错药的后果是十分严重的。

（3）药品质量缺陷：如2006年齐齐哈尔第二制药厂生产的“亮甲菌素”药物中将辅料“丙二醇”换成“二甘醇”，造成10余名患者因急性肾衰竭而死亡。医务人员和患者对这些安全用药的环节都应知晓。

所有长期服药的肝病患者，都应知晓安全用药“链条”上的重要环节，自觉争取相应的防范措施，成为自己服药的一个安全原则。

另外，用药数量或种类越多，亦容易产生不良或交叉反应。哪些药能一起吃，中药西药可否混着吃，新药与老药能否一起服，均应向医生问清楚。只有安全用药，治病才会有起码的保证。不要随便吃“非处方药”“保健品”“偏方”等。

117. 慢性乙肝治疗中长期管理的难点和对策是什么？

慢性乙肝（CHB）由于病毒在患者体内长期潜伏、激活等特点，决定了其需要长期甚至终身管理的难点。

（1）治疗应答不佳及耐药者的管理：国内外近期乙肝相关指南指出，患者对低耐药基因屏障抗病毒药物应答不佳时，拉米夫定、阿德福韦酯耐药时，可换用更强效的药物如恩替卡韦（ETV）或替诺福韦（TDE）来治疗。而对于高耐药基因屏障药物治疗应答差的患者，各指南尚无统一意见，临床上可选择长效干扰素制剂（根据患者条件选用）。对于各类核苷类耐药患者，可根据耐药类型加用或换用ETV或TDF治疗。但挽救治疗有增加多耐药的风险。因此提倡，一定要在初治的乙肝患者中，早期尽量选用长效低耐药的核苷类药物，如恩替卡韦或替诺福韦。

（2）乙肝相关肝衰竭及免疫抑制的人群HBV再激活时的管理：乙肝相关

肝衰竭者，抗病毒应越早越好。对乙肝相关肝移植患者，使用乙肝免疫球蛋白（HBIG）联合恩替卡韦或替诺福韦来治疗是现今有效的预防性治疗策略，为预防免疫抑制人群HBV再激活的主要手段。

（3）选用核苷类似物治疗乙肝时应特别注意肾安全性：因为所有核苷类抗病毒药，主要经肾排泄。因此用药时均需评估肾小管相关指标和估计肾小球滤过率。专家建议，对慢乙肝、肝硬化或肝衰竭患者使用替诺福韦或阿德福韦酯时，每3个月应检测1次血清肌酐水平。而使用恩替卡韦者，不需做常规肾功能检测。使用TDF、ADV患者应根据肌酐及肾功能情况及时调整用药剂量：对肾功能不全或有HBV相关性肾炎患者应首选ETV治疗。

118. 对乙肝病毒相关性肾炎患者的认识和抗病毒治疗原则是什么？

在乙型肝炎病毒持续感染者中，约16%存在肝外表现，其中3%表现为乙型肝炎病毒相关性肾炎（hepatitis B virus associated glomerulonephritis，HBV-GN)。我国的HBV-GN主要发生于儿童及成年男性中，男女比例约为2.4:1。

目前认为：只要HBV-DNA清除，HBV-GN即可获得缓解。关注两点：①HBV-GN患者有肾受损，使用有肾损害的核苷类药物必须谨慎；②HBV-GN患者治疗过程中多需要免疫抑制药控制症状，而免疫状态的改变可能导致HBV（乙肝病毒）的再激活。

根据2012年文献报道：只要HBV-DNA阳性及HBV血清抗原阳性的HBV-GN患者都必须抗病毒治疗，而对于需要应用免疫抑制药的患者，则推荐抗病毒药物至少应在早于免疫抑制药前两周应用，最晚不迟于免疫抑制药应用当天。

对于乙肝病毒（HBV）再激活者，指在免疫抑制治疗过程中或之后出现的HBV-DNA升高1个log10值或以上，或其绝对值>100U/ml，或HBsAg已阴性者连续两次又检测出HBsAg阳性者。必须在立即抗病毒治疗的同时定期监测患者的血清学、尿常规和肾功能变化。

对于抗病毒药物的选择，则慎用α-干扰素和长效干扰素。在具体病人中选择抗病毒药应遵循综合高效、低耐药、对肾影响小的选药原则，对HBV-GN的治疗适宜优先考虑恩替卡韦，而对阿德福韦和替诺福韦则宜慎重选用。

119. 对乙肝病毒相关性肾炎用药治疗的评价如何？

抗病毒治疗前必须进行评估：①患者血清HBV标记物及HBV-DNA水平；②肝损害严重程度，了解肝功能、血常规、凝血酶原时间和肝超声情况；③了解24小时尿定量、肾活检结果等肾损害相关指标；④排除引起继发性肾小球肾炎及肝炎的其他因素，包括是否合并其他病毒感染；⑤应注意患者年龄健康状况，有关HCC或肝硬化的家族史等。

临床研究表明，用IFNα-2b 16周或PEG-IFNα 24周可使患者蛋白尿缓解。我国一项对HBV-GN患者的meta分析显示，干扰素可使该病患者尿蛋白缓解达53%，干扰素治疗HBV-GN患者的耐受性差，抗病毒效果不佳，能引起移植肾的排异反应。

恩替卡韦治疗HBV-GN患者，分别在6个月和19个月达到尿蛋白缓解，血清蛋白升高，肾病综合征的临床症状缓解，获得满意疗效；在普通乙肝人群中，阿德福韦酯每天10mg，替诺福韦每天300mg量是安全的，但该两种药均可在肾小管上的血管中聚集，影响肾小管重吸收功能，对肾功能有潜在影响，可发生血清肌酐升高、低磷盐血症和FANCONI综合征。因此选用该两药治疗HBV-GN安全性和长效性还有待更多资料证实。

120. 当肾功能有损害时如何根据肌酐清除率调整乙肝抗病毒的剂量？

临床上常遇到乙肝HBV指标阳性，HBV-DNA复制，同时肾功能有破坏或不良状态，还有乙肝病毒相关性肾炎的患者，在抗病毒治疗时需要了解其肌酐清除率情况。要根据CrCl的情况调整抗乙肝病毒药物的剂量（表4-1）。

表4–1　根据肌酐清除率调整抗乙肝病毒药物剂量

C-Cl（肌酐清除率）	≥50ml/分	30～49ml/分	15～29ml/分	5～14ml/分	<5ml/分
拉米夫定	每日100mg	首剂100mg，后每日50mg	首剂100mg，后每日25mg	首剂35mg，后每日15mg	首剂35mg，后每日10mg
阿德福韦酯	每日10mg	每48小时10mg	每72小时10mg	每72小时10mg*	每周10mg following HD
恩替卡韦	每日0.5mg	每日0.25mg	每日0.15mg	每日0.05mg*	每周0.5mg following HD
恩替卡韦（拉米夫定难治患者）	每日1mg	每日0.5mg	每日0.3mg	每日0.1mg*	每周1mg following HD
替比夫定	每日600mg	每48小时600mg	每72小时600mg	每72小时600mg	每96小时600mg
替诺福韦	每日300mg	每48小时300mg	每72～96小时300mg	每周300mg*	每周300mg following HD
PEG-IFNα-2a	每周180μg	每周135μg			

*仅为CrCl≥10ml/分患者推荐剂量；HD.透析治疗

第五部分

肝硬化合并症与并发症的治疗

121. 肝硬化应积极预防及治疗哪些并发症？

肝硬化极易发生并发症，常见的有感染、出血、肝性脑病、肝–肾综合征，甚至多脏器功能衰竭等。并发症易导致病情急剧恶化，严重影响病人的预后。因此，积极预防及治疗并发症是十分重要的。并发症的防治在以下有关内容中均有论述，值得进一步研究的是关于“全身炎症反应综合征”的问题。2000年提出在急性肝衰竭时有“全身炎症反应综合征（SIRS）”，并认为全身炎性反应综合征在感染的急性肝衰竭（ALF）是常见的，是炎症的临床表现。在急性肝衰竭时由于内毒素、细胞因子等损伤引起全身炎性反应综合征，故全身炎性反应综合征和脑病的恶化及脑水肿的形成有密切关系，而全身炎性反应综合征最严重的表现是急性呼吸窘迫综合征及多脏器功能衰竭。临床上及时认识、发现和处理全身炎性反应综合征对重型肝炎的治疗是十分重要的。

（1）应用免疫增强药提高机体的免疫功能，增强机体的抗病能力，以防御和遏制感染，有利于疾病的恢复。

（2）乳果糖是对人体有益的双歧杆菌的增长因子，促进肠道内双歧杆菌迅速繁殖，产生乳酸、醋酸等有机酸，降低肠道pH，抑制革兰阴性菌生长，减少肠道内毒素的产生及吸收。乳果糖的缓泻作用亦可清除肠道内腐败物及有毒物质。

（3）合理选用抗生素。虽然抗生素可以抗感染，但又可因细菌溶解而导致内毒素的释放，引起病情恶化。因此，选择杀菌效果好且释放内毒素少的抗生素是需要注意的问题。研究证明抗生素杀灭细菌依其释放的内毒素能力大小可分为高、中、低3群，分别为β内酰胺类、喹诺酮类、氨基糖苷类。多黏菌素B是释放内毒素能力最低的抗生素，且认为是唯一有抗内毒素作用的抗生素，但因其明显的损害肾作用，而不能用于抗内毒素。近来虽有将多黏菌素B与高分子有机物葡聚糖70连接成铰链多黏菌素B复合物，以减少其毒性并保留其中和内毒素能力，但其有效性和稳定性尚待验证。由于SIRS和感染密切相关，有人认为适当的预防性使用抗生素可能是有益的。

（4）其他细胞因子拮抗药、内毒素抗体及杀菌渗透性蛋白等正在试验研究中，疗效尚难确定。

专家提示

如果肝硬化发生慢性重症肝炎的同时，查出乙肝病毒HBV-DNA正在明显复制，即可立即选用治疗剂量的核苷类药物。

122. 肝硬化合并糖代谢紊乱时如何治疗？

肝硬化合并糖代谢紊乱时，原则上应首先治疗原发性肝硬化，随着肝功能恢复，糖代谢紊乱常可得到控制纠正。

（1）对空腹血糖在正常范围者不需要过分控制饮食，但应避免大量饮用糖水或食用高糖饮食。在肝硬化活动期需要静滴葡萄糖液时，一般输4g糖加一单位普遍胰岛素，控制尿糖在（++）以下为宜。

（2）对空腹血糖高于正常范围者应适当控制饮食，总热量的计算和治疗原则与治疗糖尿病相同。如肝硬化病情较轻，可给予高蛋白饮食，适当限制脂肪量，补充足量的维生素B和维生素C等；肝硬化在康复期，糖量的控制不要过低，使用胰岛素调控血糖，增加肝糖原含量，有利肝炎的恢复。肝炎恢复后胰岛素较易撤换。

123. 肝硬化腹水病人使用利尿药时要注意什么？

利尿药的使用在肝硬化腹水治疗中起着重要的作用，利尿药的剂量因人、因病情而异。使用剂量合适，可达到治疗目的，剂量过大，可造成电解质紊乱，诱发肝性脑病，因此掌握剂量很重要，一般以口服为主，在使用利尿药时病人应做到以下几点。

（1）准确记录24小时出入量：入量包括饮水、摄入食物及水果的含水量。出量包括尿量、大便以及呕吐物含水量、抽出的胸腹水量等，作为医生治疗的依据。

（2）每天测量腹围：用软尺以肚脐为中心，绕腹部1周测量腹围，并以厘米数记录。测量腹围可观察腹水消长的情况。

（3）利尿药的使用剂量：根据每天尿量多少来调节，尿量多时，减少剂量，尿量少时，增加剂量。在正常日常生活水摄入量的情况下，肝硬化病人无腹水或极少腹水时，尿量控制在每日1500ml为宜；少量腹水者，尿量控制在每日1500～2000ml；中量腹水者，尿量控制在每日2000～2500ml；大量腹水者，尿量控制在每日3000ml以下，腹水消退宜早但不宜快。

（4）如出现口渴、恶心、头晕乏力、下肢酸软、抽搐等电解质紊乱及血容量不足症状时，应及时到医院诊治。

（5）测量体重：以每天体重有下降为宜。一般根据腹水量多少及一般状况确定体重下降的克数。

专家提示

肝硬化腹水治疗首先要区分腹水的性质，明确腹水的病因。其次在使用利尿药时注意：一旦出现肝性脑病，限制水摄入时血钠两次低于120mmol/L，血清肌酐高于177μmol/L（2.0mg/dl）时，均应停用利尿药。

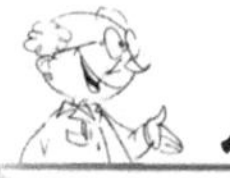

小贴士

腹部膨隆胀大的肝硬化腹水病人在鉴别诊断时，一定要排除其他疾病。如结核性腹膜炎、缩窄性心包炎、慢性肾小球肾炎、腹腔内肿瘤或巨大卵巢囊肿等疾病。

124. 长期使用利尿药会出现哪些并发症？如何防治？

肝硬化腹水病人大多使用过利尿药，使用不当可引起一些并发症，其特点和防治措施如下。

（1）低钾血症：最常见，其发病率约60%。补充钾盐是主要纠正措施，必要时可暂停利尿药，待纠正低钾血症后再恢复使用。

（2）肝性脑病：在利尿过快、大量利尿时易诱发。一旦发生，即应停用利尿药，补充钾盐，同时采取有关防治措施。

（3）氮质血症：多是大量排尿后导致有效血容量减少及肾功能受影响所致。当出现氮质血症时，应停用利尿药，给予肾血管扩张药；同时严格限制饮水量，进低钠或无钠饮食，及时发现和纠正是可以逆转的。

（4）低氯血症：见于水肿消退后继续使用利尿药；血钠、钾均减少，氯随之排出，补充氯化物后即可纠正。

（5）高钾血症：临床比较少见，见于长期利尿引起肾功能不全，提示预后不良，目前尚无有效治疗方法。

125. 内科如何治疗门静脉高压？

肝硬化门静脉高压性再出血是较为严重的疾病，临床治疗方法很多，如脾栓塞、脾切除、门体分流、门腔分流、门奇分流、硬化剂、套扎等，甚至肝移植，这些方法对病人的创伤大，费用高，临床上许多病人不易接受。近来英国学者的评价认为：非选择性β受体阻滞药是目前预防再出血的首选药物，可显著减少依从性的门静脉高压病人的再出血危险。普萘洛尔系非选择性β受体阻滞药，可减慢心率，收缩血管床而减少心排血量和门静脉性血流量，可有效降低门静脉和曲张静脉内压力；同时可改善局部黏膜血循环，使血流向更需要的地方分布，减轻门静脉高压导致的胃黏膜病变。笔者认为，普萘洛尔联合相关对症处理，不仅价格便宜，不良反应小，服用方便，且对肝硬化门静脉高压再出血的预防和治疗作用明显，可作为临床一线用药。

专家提示

1980年Lebrec开始用普萘洛尔治疗门静脉高压症，特别是Benoit等阐明了门静脉高压症的“后向血流学说”和“前向血流学说”的原理以来，门静脉高压症的药物治疗得以飞速发展。门静脉高压是门静脉阻力增高和（或）门静脉血流增多的结果。门静脉高压的药物治疗包括降低门静脉压力、降低曲张静脉压力和壁的张力。凡能改善肝微循环，降低肝内血管阻力及减少门静脉及侧支循环血流量的药物，均可能降低门静脉压。目前，治疗门静脉高压症的药物主要有缩血管药物、扩血管药物以及利尿药等，其中半衰期短的药物用于治疗急性出血，而半衰期长的药物则用于预防出血。

小贴士

清蛋白与球蛋白比值倒置现象有何意义？

清蛋白与球蛋白比值倒置（A/G），倒置的现象主要发生于慢性肝炎或肝硬化病人身上，说明肝受到一定程度的损害。但是不同的倒置，其发展结果却不完全一样。如果清蛋白高于3g，即使γ球蛋白明显增加，往往后果亦不十分严重。但是如果清蛋白持续地低于3g，就要警惕病情有可能恶化，可能出现腹水、水肿等，切不可单靠A/G值来判断病情。

126. 肝硬化腹水的分型治疗和进展情况如何？

近年来对腹水治疗的主要进展是强调了腹水的分型治疗。

（1）单纯性腹水：腹水出现的原因单一，系钠盐摄入过多所致。治疗策略：①基本疗法：通过卧床休息、限钠即可出现自发性利尿反应。②利尿药：经卧床休息、限钠限水治疗5～7天而无自发性利尿反应者，开始考虑应用利尿药。须从单一药物的较小剂量开始，如螺内酯首剂100～120mg/L即可。

（2）复杂性腹水：指有并发症或诱因而缺乏利尿应答的腹水。并发症常为低钠血症、低蛋白血症、自发性腹膜炎等，治疗策略如下。①利尿药治疗：在常规治疗的基础上，使用利尿药。首选醛固酮拮抗药，疗效不佳时联合使用襻利尿药常可奏效。必要时联合使用血管活性药物。②控制并发症：如低钠血症应限制水摄入；血清白蛋白浓度<30g/L，须静脉输入人血白蛋白；自发性腹膜炎须针对性使用抗生素等。③腹腔穿刺放液：张力性腹水应先行腹腔穿刺放液术，而后给予足量的利尿药。④利尿药耐约性腹水的处理：此现象呈一过性，经祛除病因或短暂停药后仍可恢复利尿反应。

（3）顽固性腹水：对限制钠的摄入和大剂量的利尿药（每日螺内酯400mg、呋塞米160mg）无效的腹水，或者治疗性腹穿放腹水后很快复发，呈持久性失利尿效应，并存在功能性肾功能不全，又称难治性腹水。目前对顽固性腹水主要采取二线疗法治疗，具体策略为：①首先使用自体腹水浓缩回输或腹腔穿刺放液补充人血白蛋白疗法，有时须反复多次进行。②白蛋白与血管收缩药联合使用，可扩充有效动脉血流量（EABV），增加肾血流量和肾小球滤过率（GFR），促进腹水消退。③连续性血液净化，可用持续除去体内过多的水分和中、小分子物质，纠正血流动力学和电解质紊乱，改善肾功能。④极少数须施行TIPS分流术或肝移植。

专家提示

对于单纯性腹水给予合理治疗后往往可取得理想效果，对复杂性腹水在消除各种并发症后亦可取得一定疗效，对顽固性腹水，治疗效果最差，最有效的办法是等待时机进行肝移植。

127. 对酒精性与非酒精性肝硬化腹水的治疗要点是什么？

（1）有效的治疗依赖于针对腹水病因的治疗。酒精引起的肝损害是所有导致门静脉高压的肝病中最易逆转的。对这类病人，最重要的治疗是戒酒。戒酒后几个月就可以看到酒精性肝病的明显改善，在有腹水的病人中，腹水可以明显消退或对药物反应更敏感。非酒精性肝病不易逆转。当有腹水出现时，这类病人最好列入等待肝移植的名单中，而不是仅依靠药物治疗。

（2）对肝硬化腹水的治疗主要包括限制钠盐摄入［每日不超过88mmol（每日2g）］和口服利尿药。肝硬化腹水的治疗，不必限制水的摄入量。在肝硬化病人中，慢性低钠血症很常见，但病人很少因此而死亡。而过快纠正低钠血症会导致出现更严重的并发症，因此，只有当血钠在120～125mmol/L时才需要补充高张钠。口服利尿药一般选用螺内酯和呋塞米同时服用。初始剂量为口服螺内酯100mg和呋塞米40mg，每日早晨顿服。每3～5日可同时调整两种利尿药的剂量（保持螺内酯和呋塞米100mg∶40mg的比例）。最大剂量为螺内酯每日400mg，呋塞米每日160mg。单次大量放腹水，随即给予限钠和利尿药治疗是缓解张力性腹水的最好方法。单次放腹水5L是安全的，并不需要在放腹水后补充胶体液。如放腹水>5L，在放腹水后应输注人血白蛋白（每放腹水1L，补清蛋白8g）。如果病人对利尿药敏感，应在一次放腹水后继续用利尿药和限钠。多次反复放腹水不作为一线治疗。

（3）如果考虑腹水病人的肝损害与酒精性肝损害有关，应严格自觉戒酒。

专家提示

酒精性肝硬化腹水最重要的治疗是戒酒。戒酒后加上适当治疗几个月就可以看到肝病在明显改善，伴有腹水的病人，腹水可以明显消退或对药物反应很敏感。非酒精性肝病即使用药也难以逆转。

小贴士

一次抽腹水如小于4～5L，在腹穿后可不必输注清人血白蛋白。如果大量放腹水，可每放腹水1L输注8～10g人血白蛋白。

128. 难治性腹水的难治原因有哪些？采用腹水浓缩回输的常见并发症有哪些？

难治性腹水的难治原因与下列因素有关：①缺乏反应型，对利尿药反应不佳；②利尿药进入肾小管细胞有效作用部位受障碍；③病人对利尿药作用底物减少；④快速复发型，解除腹水、但不能阻断全身因素；⑤容量调节系统失衡；⑥肾储水储钠机制不灵。

腹水浓缩回输的常见并发症：①畏寒发热最常见，少数病人可见高热；②弥散性血管内凝血（DIC）；③内毒素休克或低血容量休克；④上消化道出血；⑤肝性脑病；⑥心力衰竭与肺水肿；⑦腹水外溢等。

专家提示

顽固性腹水病人的病死率很高，6个月的病死率达50%，而1年的病死率可达75%。治疗顽固性腹水最有效方法是肝移植。

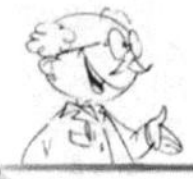

小贴士

什么是腹水浓缩回输？

腹水浓缩回输是治疗难治性腹水的一种有效方法。腹水浓缩回输是采用一定装置，从腹腔引出腹水后，将腹水通过特制的超滤膜，使水和分子量小于4500的物质（如肌酐、尿素氮及过多的钾、钠等）滤过，并清除体外，而将截留下来分子量较大的蛋白质回输病人体内。这样既可补充血液中的蛋白质，提高血浆渗透压，增加有效循环血量；又能清除腹腔中过多水分，减轻腹内压，减低对肾血管的直接压迫，使肾血流量、肾小球滤过率和尿量增加，恢复肾脏对利尿的反应。

129. 门静脉高压症手术适应证是什么？

（1）经内科药物治疗、气囊填塞无效而难以用内镜进行肝硬化栓塞治疗的急性出血病人。

（2）反复发生再出血者。

（3）曾发生出血，但出血危险度很高者。如静脉曲张部位高达气管分叉以上、内径≥6mm、呈串珠状或结节状且有红色征者。

（4）肝静脉压力梯度>1.6kPa（12mmHg），食管静脉压>2.0kPa（15mmHg）或奇静脉血流明显增高者。

（5）明显的脾功能亢进是手术的相对适应证。

（6）适应于肝功能状况最好的Child-PughA级病人，B级病人为相对适应证，C级病人不考虑做预防性手术，只限急诊手术。

目前认为手术选择先以断流术为宜，无效时再考虑分流手术。

专家提示

门静脉高压症易引起食管-胃底静脉曲张破裂出血和腹水等，当病人出现适应证时宜及时选择手术治疗。

130. 什么是内镜硬化剂注射治疗？

内镜硬化剂注射疗法是指在内镜下用特制的注射针注射药物（硬化剂）于曲张的静脉或静脉旁，使食管曲张静脉发生闭塞，从而达到防治食管静脉曲张破裂出血的方法。

注射方法分为血管内、血管外及血管内外联用3种方式。静脉内注射硬化剂可造成血管炎性改变，使之变细、闭塞、发生纤维化，这种方法见效快，适用于紧急止血。静脉旁黏膜下注射硬化剂，可导致结缔组织增生、纤维化，从而增加其对曲张静脉的张力，加强对曲张静脉的保护，防止血管壁破裂出血，这种方法产生效果缓慢，主要用于预防再出血，多在出血静止期采用。

专家提示

硬化疗法（即内镜下硬化剂治疗）通过继发性血栓形成而达到止血目的。在活动性出血期，由于硬化剂的类型、操作者的经验、在血管或血管外注射和随后护理的不同而其结果有很大差异。比较硬化治疗和气囊压迫，硬化治疗控制出血显著比气囊压迫为优。内镜硬化剂注射疗法对门静脉高压性食管静脉曲张破裂出血有较好的疗效。经治疗后曲张的静脉明显消退，可以防止再出血和急诊止血。止血效果优于药物止血。

小贴士

何谓组织黏合剂疗法？

组织黏合剂疗法是在硬化剂治疗的基础上产生的。组织黏合剂即N-丁基-2-腈基丙烯酸酯，是一种快速的水溶性制剂，静脉注射后与血液接触能在几秒内发生聚合反应、硬化，迅速堵住出血的食管或胃静脉。组织黏合剂疗法是内镜治疗食管、胃静脉曲张破裂出血较为有效的措施。

131. 外科如何降低门静脉压力？方法有几种？在什么条件下进行分流术？

降低门静脉压力的目的在于防止出血。目前较好的办法，就是将一部分门静脉血液分流到腔静脉系统，以减少门静脉的回肝血流量，从而降低门静脉的压力。其中较理想的方法就是门静脉系统分流术，其中包括脾肾静脉分流术、门静脉分流术和肠系膜上静脉下腔静脉分流术等。

上述3种分流术中最常采用的是脾肾静脉分流术。因该手术不但可降低门静脉压力，控制上消化道出血，同时还可以消除脾功能亢进，手术后发生肝–脑综合征的概率也比较少。门腔静脉分流术虽然降低门静脉压力的效果比前者稍好，但术后诱发肝–脑综合征的发病率较高。肠系膜上静脉下腔静脉分流术常在上述2种手术失败后使用。

为使分流术达到预期效果，应掌握以下条件：①有呕血或有食管–胃底静脉怒张者；②无腹水或有少量腹水经药物治疗后短期内消退者；③肝功能损害不严重且无黄疸，血浆清蛋白不低于30g，清蛋白、球蛋白比值正常，血清胆红素低于1mg，血清转氨酶基本在正常范围内者；④全身情况较好，心肺无重大疾病，能耐受较大手术者。凡符合上述条件的门静脉高压病人，均可考虑采用分流术治疗。

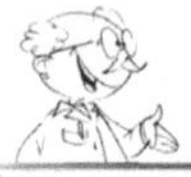

小贴士

治疗门静脉高压症的药物有哪些？

（1）血管加压素：具有强烈收缩内脏血管作用，使门静脉血流减少，从而降低门静脉压，有利于控制出血。包括垂体后叶素，一般作为食管静脉曲张出血的一线药物。

（2）生长抑素及其衍生物：通过选择性减少内脏血流量，快速有效地降低门静脉压，控制曲张静脉出血。

（3）硝基血管扩张药：硝酸甘油、异山梨酯（消心痛）等。

（4）钙离子拮抗药：硝苯地平（心痛定）等。

（5）β受体阻滞药：一方面可通过减慢心率，降低心排血量；另一方面使内脏血管收缩，降低曲张静脉透壁压与血流量，常用普萘洛尔（心得安）。

132. 外科降低门静脉压选用哪种术式好?

手术治疗仍是治疗门静脉高压症的重要手段，尤其是对非手术治疗失败的病人。传统的门静脉高压症的外科治疗多是针对食管静脉曲张破裂出血，主要手术方法有门体静脉分流术和断流术两大类。分流术是最早用于治疗门静脉高压症合并食管-胃底静脉曲张破裂出血的手术方法。19世纪后期Eck和Pavlov最早进行了门腔静脉端侧分流术的动物（犬）实验，并尝试用以治疗人类疾病。1945年Whipple等首先将门腔分流术用于临床治疗门静脉高压症，其后分流术被广泛应用于临床并逐渐成为治疗门静脉高压症的经典术式。经过半个世纪的不断发展和完善，现已形成了一系列相对定型的不同的门体静脉分流术式，如门腔静脉分流术、肠腔静脉分流术、脾腔静脉分流术、脾肾静脉分流术以及冠腔静脉分流术等。

近年来，多数外科医生已经认识到，治疗门静脉高压症食管静脉曲张破裂出血的理想术式应该既能有效降低门静脉压，又可保证肝血供。而单纯的分流术或断流术很难满足上述要求，故有关单一术式的研究报道已相对减少，而分流加断流的联合术式正引起人们的浓厚兴趣。常见的术式有：门腔静脉侧-侧分流加肝动脉强化灌注术、贲门周围血管离断加肠腔静脉侧-侧分流术和脾次全切除腹膜后移位加断流术等。初步的实验研究和临床观察显示，联合术式既能保持一定的门静脉压力及门静脉向肝血供，又能疏通门静脉系统的高血流状态，是一种较理想的治疗门静脉高压症的现代手术方法。

133. 食管静脉曲张硬化治疗会影响门静脉高压性胃病吗?

研究发现，轻度门静脉高压性胃病如未行硬化治疗，很少进展成重度，一般不需要治疗。据统计，半数以上肝硬化病人在硬化治疗后，门静脉高压性胃病明显加重，重度门静脉高压性胃病出血可以为缓慢、隐性、大量，甚至致命性出血。已经证实，抑制胃酸治疗或三腔二囊管对此类出血者无效。普萘洛尔不能防止门静脉高压性胃病的发生和发展，减压分流术则能控制其出血。已有门静脉高压性胃病的病人应慎用食管静脉曲张的硬化治疗。

134. 肝硬化上消化道出血的诊断标准是什么？失血量如何判断？

（1）诊断标准：①大呕血或黑粪，数小时内失血量估计>1500ml或超出循环血量的20%；②收缩压下降至10.66kPa（80mmHg）以下；③脉搏>120次/分；④血红蛋白下降至70g/L或血细胞比容<28%，但须注意除外血液浓缩或输液后血液稀释；⑤出现神志恍惚、烦躁、出汗、四肢厥冷等。

（2）失血量的判断：①成人失血量<500ml，血压、脉搏正常；②失血量500～1000ml，收缩压<12kPa（90mmHg），脉搏在100次/分，血红蛋白70～100g/L，病人常有头晕、口渴、烦躁、少尿等早期休克表现；③失血量>1500ml，收缩压<10.66kPa（80mmHg），脉搏>100次/分，血红蛋白70g/L，病人出现神志恍惚、出冷汗、少尿等休克表现[若收缩压下降1.33kPa（10mmHg），脉搏增加20次，估计失血量>1000ml]；④失血量>2000ml，收缩压<8kPa（60mmHg），脉搏>120/分、微弱，病人出现昏迷、严重休克状态。

专家提示

一般粪隐血试验阳性提示24小时出血量达5ml以上，出血量60ml以上出现黑粪，粪呈咖啡色时，失血量达100ml左右。胃内积血达300ml可引起呕血。

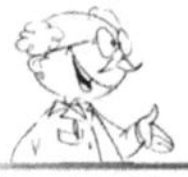

小贴士

肝硬化病人平时要注意自己粪便颜色的变化，一旦出现粪便颜色变深，出现黑粪，粪呈咖啡色时，一定要及时到医院治疗。

135. 肝硬化上消化道出血实验室指标是什么？

（1）红细胞（RBC）、血红蛋白（Hb）、血细胞比容与失血量成正比。小量出血<500ml，上述指标无变化。中量出血，出血量在800～1500ml时，红细胞

$(2.8\sim4.0)\times10^{12}$/L，血红蛋白70～100g/L，血细胞比容40%～50%。大量出血，出血量>1500ml，红细胞<2.8×10^{12}/L，血红蛋白为70～80g/L，血细胞比容<40%。此为无脾功能亢进时的指标，应动态观察。

（2）网织红细胞计数：出血后24小时升高可达5%～15%，出血停止后1周渐正常。

（3）非蛋白氮（BUN）：BUN>14.3mmol/L，则应进一步关注肾功能的变化。

专家提示

肝硬化上消化道出血，红细胞、血红蛋白、血细胞比容与失血量成正比，出血量越大，红细胞、血红蛋白、血细胞比容越低，危及生命概率越大。

小贴士

（1）正常人：红细胞 $(3.5\sim5.5)\times10^{12}$/L，血红蛋白110～160g/L，血细胞比容40%～50%，血氨（BLA）正常值为9～33μmol/L。

（2）如有上消化道出血，一定要及时给予综合治疗，包括手术止血，肠道积血要及时排出体外，否则肠道积血会被细菌分解为血氨，使血氨升高，引起氨中毒并发肝性脑病，危及生命。

136. 对肝硬化并发消化道出血的最佳处理方案是什么？

肝硬化患者出现上消化道出血的概率为20%～30%，其中第一次出血就导致死亡的人数高达70%。面对如此凶险之病情，迅速找出出血原因，并在第一时间内选择制定正确合理的治疗方案就成为接诊医师"扼住生命喉咙"的关键，应对策略简述如下。

（1）诊断食管–胃底静脉曲张破裂出血的要点：凡罹患肝硬化门静脉高压的患者出现呕血、黑粪及周围循环衰竭征象，如头晕、面色苍白、心率增快、血压降低等，均可初步诊断为上消化道出血。但应与高压性胃黏膜病变、肝硬化并发上消化道溃疡出血等相鉴别。食管静脉曲张破裂出血的患者常可以临床表现判断出血量：当出血量>5ml时，粪隐血可呈阳性，可以不呕血，仅有黑粪；>50ml者出现柏油样便；当出血量更大者常可出现头晕、呕血；>500ml时可出现颜面苍白、心率增快、血压下降和失血性休克。

（2）内科在监测中心静脉压记录生命体征的同时应及时补充血容量（当收缩压较基础血压下降>30mmHg或低于90mmHg，血红蛋白为50～70g/L，心率>120次/分时即可输血)，使血红蛋白升至90g/L，短期内不宜补液过量以防肺水肿。

（3）加强止血药应用。①降低门脉压药物：a.静脉注射250μg生长抑素，继续以每小时250μg静脉滴注，维持每天6mg，出血停止后再使用48～72小时，有效率为80%～90%；b.或用奥曲肽，活性是生长抑素的30倍，推荐先静脉注射0.1mg后改用每小时25～50μg静脉滴注维持，持续3～5天；c.血管加压素，国内常用垂体后叶素，再以每分钟0.2～0.4U静脉滴注维持，并可用硝酸甘油每分钟10～15μg静脉滴注联合应用（也可选用特利加压素、必压生等)。②促凝血药，如凝血酶原复合物300U/次，每日3次；口服凝血酶500～1000U/次，每日2～4次，有时注射蛇凝血活酶；补充纤维蛋白原。③抗酸药，包括质子原抑制药和组胺H_2受体拮抗药。可用奥美拉唑或泮托拉唑均为40mg静脉滴注，每6～12小时1次，当出血停止后，维持48～72小时。④增强血小板功能的药物，可用酚磺乙胺增强血小板的数量和功能。⑤抗纤溶剂，氨甲环酸0.25～0.5g，每日1～2次。⑥毛细血管收缩药：卡洛磺钠40～80mg，静脉滴注，每日1～2次。⑦止血中草药，云南白药、三七粉、生大黄粉等。⑧其他药物，如维生素K_1、去甲肾上腺素8mg+冰生理盐水100ml或30%孟氏液等。

（4）三腔双囊管压迫，近期止血效果达90%，但放气后再出血率高，部分患者有并发食管溃疡和吸入性肺炎的危险。

（5）内镜下止血：①选择曲张静脉内注射硬化剂，如5%鱼肝油酸钠、消痔灵、无水乙醇、1%乙氧硬化醇等。②内镜下O形橡皮圈套扎。③局部喷洒或注射凝血酶、蛇凝血酶、孟氏液和去甲肾上腺素、无水乙醇或高渗盐水等。④组织黏合剂注射可治疗急性食管-胃底静脉曲张。⑤内镜下实施激光、射频、微波治疗，实施电凝和热探针等治疗。⑥止血夹，适用于血管直径在2～3mm的病灶出血。

（6）其他治疗：①介入治疗，经股静脉、胃冠状静脉栓塞术。②TIPS，经颈静脉肝内门体静脉分流术。③手术治疗，适用于诊断明确经药物和介入治疗无效，或是诊断不明确但无禁忌证。若患者经内镜不能止血或二次止血后又复发者，应考虑放射介入或外科手术治疗。

（7）预防并发症：对出血的肝硬化患者，采用内外科治疗时，一定要维持呼吸道通畅，防止继发感染、肝性脑病；保持水、电解质及酸碱代谢平衡，谨防肝肾综合征发生。

137. 肝硬化门静脉高压症病人怎样预防出血？

2009年肝硬化门静脉高压症消化道出血治疗共识中提出如下建议。

（1）有肝硬化但没有曲张静脉者无须使用β受体阻滞药。

（2）代偿性肝硬化者可每2～3年做1次胃镜检查，失代偿肝硬化者需每年1次胃镜检查，以明确有无曲张静脉发生。

（3）肝硬化者伴有小的曲张静脉但尚未发生出血时无须采取治疗措施，当有出血危险性时（Child B/C或曲张静脉有红色斑），可用非选择性β受体阻滞药预防出血。

（4）应用内镜下曲张静脉套扎（EVL）治疗者应每1～2周1次，直到内镜证实曲张静脉完全消失，然后应在3个月之后复查，之后每6～12个月复查1次，确认没有复发曲张静脉。

（5）当病人肝功能属Child A/B级且伴有显著（中/重度）曲张静脉时，为预防可能发生的出血，首选EVL或药物作为一线预防措施，门-奇断流手术用于预防出血（一级预防）的价值有待于证实。

（6）门体分流手术在降低首次出血的风险方面虽非常有效，但脑病发生率显著上升，死亡率反而增加，因此各种门-体分流手术[包括经颈内静脉肝内门体分流术（TIPS）]不适于作为预防首次出血的措施。

（7）内镜下曲张静脉硬化药预防性注射疗法也不推荐使用。

138. 中晚期肝硬化患者，可否使用非选择性β受体阻滞药？

1981年法国学者波布雷克研究发现：非选择性β受体阻滞药，如普萘洛尔可减少肝硬化食管-胃底静脉曲张破裂出血的风险，主要机制是通过降低心排血量，收缩内脏血管，从而减少门脉血流，降低门脉压力。后来的临床试验确认了这一疗效，并被国内外推荐为食管-胃底静脉破裂出血一级预防和二级预防的首要措施。

然而，2010-2014年，许多学者质疑，非选择性β受体阻滞药对晚期肝硬化的临床转归有影响，特别对顽固性腹水的肝硬化患者，此类药物反而增加患者的死亡率。

其实，早在2012年丹麦学者克拉格（Krag）等就提出：非选择性β受体阻滞药对肝硬化门脉高压患者的治疗有一个“时间窗”概念。该学说认为：在肝硬化早期，门静脉高压很轻的阶段，非选择性β受体阻滞药对患者可能较有明显益处；在肝硬化中期阶段及中度食管-胃底静脉曲张患者，基本循环功能尚能维持，使用非选择性β受体阻滞药行1级2级预防，可以减少食管-胃底静脉曲张破裂出血及死亡风险；而到了肝硬化晚期阶段，已经出现顽固腹水、自发性腹膜炎、肝肾综合征等，正常循环不能继续维持（动脉收缩压<100mmHg，平均动脉压<82mmHg），非选择性β受体阻滞药将对循环功能产生不利影响，反而增加死亡率。因此，2013年来最新版的《美国肝病研究会AASLD肝硬化腹水诊疗指南》也明确指出：在肝硬化腹水患者中，必须仔细权衡β受体阻滞药的风险与效益，明确利弊，如果患者出现血压下降，则应考虑中止或不使用。

已有研究证实，口服α受体激动药米多君可提高肝硬化患者的血压，进而改善顽固性腹水患者的临床转归和生存率，可考虑应用。

139. 怎样综合评价肝硬化门静脉高压症的外科手术与内科治疗？

外科分流手术在降低再出血率方面非常有效，但增加了肝功能损害和肝性脑病的风险，所以与内镜及药物治疗相比，生存率并不见得改善。TIPS仅推荐用于其他方法不能控制的急性出血。与急性手术相比，病人死亡率显著下降，但术后脑病发生率高，总体生存率没有提高，因此TIPS包括手术作为一线治疗的价值还值得推敲，可用于内镜及药物治疗失败者。断流手术在现阶段的中国仍有存在的必要，但与内镜及药物治疗的比较，尚待临床验证。对于Child A、B级病人、药物治疗或内镜治疗无效、复发出血者采用TIPS的再出血率、死亡率、脑病发生率与远端脾-肾分流术相类似。伴有肝功能失代偿的门静脉高压症病人（有出血史或无出血史）均为肝移植的适应证。

140. 持续缓慢血浆透析滤过（PDF）治疗重型病毒性肝炎肝硬化有何特点？

（1）进行选择性交换，仅去除肝衰竭相关的蛋白结合毒素，保留凝血因子。

（2）节省血浆，防止清蛋白丢失，降低临床治疗成本。

（3）高度血液相容性，EC膜的生物相容性极高，凝血因子和血小板接触反应轻微，可降低出血风险。

（4）清除水溶性毒素，维持电解质平衡，防止枸橼酸盐引起的高钠、低钙以及碱中毒等不良反应。

（5）缓慢治疗，血流动力学稳定，持续清除胆红素等各种毒性物质，延缓治疗后毒素反跳的幅度。

专家提示

持续缓慢血浆透析滤过（PDF）治疗重型病毒性肝炎能很好地纠正电解质紊乱，维持酸碱平衡，充分清除血氨、血尿素氮、血肌酐等毒性物质，改善肾功能。它给肝移植创造了时机，并能大大提高病人的存活率。

141. 肝硬化出现重症肝炎时如何治疗？

重型肝炎病情严重、发展迅猛、症状复杂、病死率高、且无特效药物治疗，因此其治疗原则如下。①早诊断、早治疗：因为所有的治疗药物及方法，其疗效在病程之早期均比中、晚期好；②因无特效药物，治疗方法故需各种治疗综合应用（包括药物、人工肝支持系统及肝移植等）；③积极防治各种并发症，因并发症的发生严重影响病人的预后。

（1）基础支持治疗：①实施重症护理，可能时进行ICU监护；严格消毒隔离，预防院内交叉感染。②保证足够的热量，每日8368kJ，进食量不足时应静脉补给。酌情输注人血白蛋白、新鲜血浆或全血，以补充清蛋白、凝血因子及调理素、补体等。③保持水、电解质平衡，液体量每日1500～2000ml为宜，并根据出入量情况适当增减；注意低钾、低钠血症及代谢性碱中毒等电解质紊乱情况。

（2）促进肝细胞再生。①使用促肝细胞生长素（pHGF）：每日80～120mg加入10%葡萄糖注射液200ml中静脉滴注，疗程1个月以上。pHGF可启动肝细胞DNA的合成，促进肝细胞再生；能增强库普弗细胞功能，抑制TNFα活性，减少内毒素血症的发生。②胰高血糖素胰岛素（GI）疗法：胰高血糖素1mg、胰岛素10U加入10%葡萄糖液400ml内缓慢静脉滴注，每日1～2次，2～4周为1个疗程。GI疗法可促进环磷腺苷（cAMP）增加，激活cAMP依赖性蛋白激酶，使肝细胞内组蛋白解除对DNA合成的阻遏作用，促使DNA及蛋白的合成，有利于肝细胞再生。GI疗法对急性、亚急性重型肝炎疗效较好而对慢性重型肝炎无效。③前列腺素E1（PGE1）：近几年研究的PGE脂微球载体（Lipo PGE1）制剂——前列腺素地尔注射液10μg，加入葡萄糖注射液200ml内静脉滴注，无不良反应时逐渐加量至30～40μg，10～20天为1个疗程。临床使用后症状、体征及肝功能均有明显改善，可有效地阻止重型肝炎病情的发展。

（3）免疫调节剂的合理应用：重型肝炎时在不同的阶段均存在免疫功能紊乱，因此，合理应用免疫调控剂非常重要。肾上腺皮质激素几十年的临床使用证明弊多利少，不宜常规使用。胸腺肽有较好的免疫调节功能，可增强机体抵抗力，减少重型肝炎严重感染的发生。每日30～40mg肌内注射，或100～200mg加入10%葡萄糖注射液100ml静脉滴注，每日或隔日1次；胸腺五肽及胸腺素α_1（商品名Zadaxin，日达仙）亦可使用。据报道后者效果更好，但价格较高（美国进口）。

（4）采用N乙酰半胱氨酸（NAC）抗肝衰竭：谷胱甘肽有抗氧化和中和自由基及解毒作用，为机体抗氧化作用的主要细胞内防线。在急慢性肝衰竭病人，细胞内谷胱甘肽水平明显下降，在其浓度降低时，能加速免疫损伤，抑制淋巴细胞功能。使用NAC可提高谷胱甘肽水平，改善组织缺氧，防止肝细胞坏死。Harrison等研究了在醋氨酚所致之急慢性肝衰竭中使用NAC，病死率较对照组明显降低，分别为37%和58%，且肝性脑病至Ⅲ～Ⅳ度发病率低（51%和75%）。在另一组的报道中给NAC组的存活率为48%，对照组20%（$P<0.05$）。认为NAC可增加心脏血流量，提高氧摄取量及降低氧消耗量，改善了组织低氧状态，从而发挥对治疗的有益作用。

（5）辨证使用中医中药：重型肝炎属中医“急黄”范畴，多为湿热内蕴型，以清热解毒利湿为主，可使用茵陈金花汤和五味消毒饮等，并应辨证施治。由于重型肝炎多数病人消化道症状严重，不能服用中药，故临床上多使用中药制剂注射，常用6912注射液、茵栀黄注射液、苦黄注射液30～40ml加入5%～10%葡萄糖注射液400ml内静脉滴注，每日1次，20天为1个疗程，可获得清热利湿退黄作用。

142. 重症肝炎或肝硬化急性上消化道出血、门静脉高压引起的食管-胃底静脉曲张破裂出血时常用哪些新药抢救？有何用药经验？

（1）生长抑素（Somatostatin）为人工合成的环状氨基酸14肽，与天然生长抑素在原始结构、化学反应及生物效应上完全相同。

由于该药血浆半衰期较短，因此本药给药方式通常为静脉持续滴注（用氯化钠注射液或5%葡萄糖液稀释)。

当处理严重上消化道出血（包括食管静脉曲张出血）时，建议首先缓慢静脉注射本药250μg，要求在3～5分钟完成，作为负荷剂量，继以每小时250μg的速度静脉滴注。止血后（一般在12～24小时以内）应继续用药48～72小时，以防止再次出血，通常的给药总时间不超过120小时，延长静脉滴注时间并不会加强效果。当前，国外使用该药治疗胃肠道出血和食管-胃底静脉曲张破裂出血的方法是：首先静脉内一次性注射本药250μg，然后持续静脉滴注，每小时250～500μg，共1～5天。认为静脉滴注生长抑素每小时500μg，共12小时的给药方式比每小时250μg共12小时或每小时250μg共48小时的给药方式更有效。当处理急性静脉曲张出血时，每日在2分钟内给予本药250μg后持续静脉滴注每小时250μg共5天的给药方式与硬化疗法同样有效，且并发症较少。

用该药治疗胃肠道非静脉曲张破裂出血：则给予本药每小时250μg，静脉滴注48～72小时。

本药与其他药物有不相容性，治疗时不能与其他药物混合或配伍。另外在静脉注射给药时，速度不宜超过每分钟50μg，否则病人会出现恶心、呕吐现象。该药不用于动脉性出血的治疗。国外建议：当急性食管静脉曲张破裂出血的病人再次出血时，在使用硬化疗法前应连续使用本药5天。

（2）奥曲肽（Octreotide)：是人工合成的八肽环状化合物，为天然生长抑素的同系物。其抑制生长激素（GH）的作用比天然生长抑素强40倍，停药后无反跳作用。本品可抑制GH外还能广泛抑制其他内分泌，如促甲状腺激素（TSH）和胃肠道和胰腺内分泌激素的病理性分泌过多。临床上能明显减轻头痛、皮肤增厚，软组织肿胀、多汗，关节痛和感觉异常等。

该药治疗应激性或消化性溃疡出血时，可作0.1mg皮下注射，每8小时1次，疗程3～5天，严重者则可静脉给药。

当肝硬化病人出现食管-胃底曲张静脉破裂出血时，初始量为0.1mg，缓慢静脉注射（不少于5分钟），随后每小时0.025～0.05mg静脉滴注，疗程最多5天；肝硬化病人出现应激性或消化性溃疡出血：则每小时0.025mg静脉滴注，疗程3～5天。国外报道，肝硬化病人该药半衰期延长。但在食管-胃底静脉出血者，持续静脉滴注每小时0.05mg，5天以上者，发现病人耐受良好。肾功能不全者5天内亦无必要调整剂量。

该药急性过量可出现心率略减、面部潮红、腹部绞痛、腹泻、胃部空虚感及恶心，立即停药后，一般在24小时内症状可见消失。

本药与酮康唑合用产生协同作用，可降低泌尿系统皮质醇分泌。本药还可减少胃肠道对环孢素的吸收，延缓西咪替丁的吸收，可增加溴隐亭的生物利用度，还可影响食物中脂肪的吸收。给药时药液不宜低于室温，同一部位避免重复多次注射。最好在两餐之间或卧床休息时注射本药，可减少胃肠道不良反应的发生。有胰岛素功能低下或胰岛素瘤病人，因本药可能加重低血糖程度，并延长其持续时间，应严密观察。较频繁的小剂量给药，可减少血糖浓度的明显波动。

（3）鞣酸加压素（Vasopressin Tannate）：对肾有直接抗利尿作用，主要用于中枢性尿崩症的治疗。该药能收缩周围血管，并引起肠道、胆道及膀胱收缩，在紧急处理消化道出血时，可用0.2～0.5ml做肌内注射（每支5ml，只能用1/10支）作辅助治疗。特殊情况下，也可作一次静脉给药。但对有动脉硬化、心力衰竭、冠状动脉疾病、慢性肾炎有氮质血症者，以及孕妇禁用。对加压素或本药过敏者亦禁用。用药剂量不当时可出现高钠血症或水潴留，剂量过大可出现腹部及子宫痉挛，有癫痫史、偏头痛史、哮喘者慎用。注射该药前应摇匀，深部肌内注射，不能在同一部位注射，静注液体外漏可致皮肤坏疽。

（4）甘氨加压素：又名三甘氨酰基赖氨酸加压素（Glypressin）：主要用于门静脉高压并食管-胃底静脉曲张出血。每支1mg，初始量2mg，缓慢注射（超过1分钟），同时对血压和心率进行监测，静注本品后5分钟内起效，持续作用为3～5小时。因此每4小时应重复1次（1～2mg），直到出血得到控制。静脉注射该药时，同时使用硝酸甘油或硝酸异山梨醇酯4～6小时1次，可减轻对心脏的不良反应。一般用甘氨加压素只用24小时，最多不超过36小时。在用药期间应及时调整输液速度和剂量。不良反应为腹绞痛、排便次数增加、头痛、面色发白、血压升高或降低，个别可诱发冠脉痉挛、心绞痛、心肌梗死、心力衰竭、脑血管意外、尿少和尿失禁。已知有冠心病、高血压、脑血管病、周围血管病、肠梗阻、孕妇、肾衰竭者禁忌使用本品。

专家提示

如果以上药物不能提供时，则推荐用垂体后叶素滴注加硝酸甘油舌下含化，也有较好的止血效果。

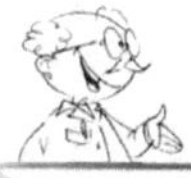

小贴士

预防再出血的药物，首选缩血管的β受体阻滞药。普萘洛尔，其用药剂量要达到下列3个条件中至少1条：①肝静脉压力梯度下降为基线的25%以上；②肝静脉压力应下降<12mmHg；③脉率应<55次/分。

143. 何谓肝性脑病？什么情况下容易出现肝性脑病？

肝性脑病（hepatic encephalopathy，HE），旧称肝性昏迷（hepatic coma），是严重肝病引起的、以代谢紊乱为基础的中枢神经系统功能失调的综合病症，其主要临床表现是意识障碍、行为失常和昏迷。门体分流性脑病（porto-systemic encephalopathy，PSE）强调门静脉高压，门静脉与腔静脉间有侧支循环存在，从而使大量门静脉血绕过肝脏流入体循环，是脑病发生的主要机制。

引起肝性脑病的诱因可归纳为三方面：①增加氨等含氮物质及其他毒物的来源，如进过量的蛋白质、消化道大出血、氮质血症、口服铵盐、尿素、蛋氨酸等。便秘也是不利的因素，使有毒物质排出减慢。②低钾碱中毒、大量利尿或放腹水。③肝细胞损害加重，使肝功能进一步减退。如手术、麻醉、镇静药、某些抗结核药物、感染和缺氧等。在慢性肝病时，大约半数病例可发现肝性脑病的诱因。

144. 何谓轻微肝性脑病？其临床意义是什么？

轻微肝性脑病（minimal hepatic encephalopathy，MHE），旧称亚临床型肝性脑病（subclinical HE，SHE），但SHE重在与“临床型肝性脑病”相区别，而MHE则侧重于描述临床症状的轻重，近来国内外学者已建议将SHE更名为MHE。据报道，肝硬化患者MHE发病率为30%～84%，这可能和调查对象差异较大有关，但主要还是诊断方法和诊断标准不同所致。

根据临床追踪，如不进行有效治疗，部分MHE患者将在1年内智力进一步衰退，发展为临床型肝性脑病。一旦发生临床型肝性脑病，病死率高达50%。早期有效治疗MHE，能改善患者智能和工作、生活能力，有助于防止进一步发展为临床型肝性脑病。

145. 对于肝性脑病临床上一般应如何处理？

（1）加强支持治疗

①病危，一级护理，心电、血压监护。

②急查血氨、电解质（K^+、Na^+、Cl^-、Ca^{2+}）、二氧化碳结合率（CO_2CP）、白糖、肝功能、肾功能、三大常规。注意与糖尿病高渗性昏迷、酮症酸中毒、低钠性脑病鉴别。

③低蛋白饮食，前3日须禁蛋白，改善后可给蛋白每日20g，渐至每日30～50g。每天供给热量的葡萄糖可给300～400g。

④保持水、电解质及酸碱平衡。记24小时出入量，检查生化、肾功能，必要时查尿钾、尿钠。每日入量2000ml，伴腹水、水肿者，入液量应量出为入（尿量＋1000ml）。限钠，氯化钠每日3～5g，腹水多者不给予或每日少于0.25g。注意低镁。

⑤补充维生素C、维生素B、维生素K、维生素A、维生素D（但禁用维生素B_6），可静脉输注ATP、辅酶A（CoA）等。

⑥蛋白、血浆在出血、放腹水后致脑病者可给予。

⑦镇静（只限于病人烦躁时用）：地西泮（安定）10mg肌内注射；东莨菪碱0.3～0.6mg肌内注射交替给药。

⑧其他：a.保护脑细胞功能：冰帽降低颅内温度，减少能耗；b.保持呼吸道通畅，必要时吸氧；c.防治脑水肿；d.防治出血及休克。

（2）清除和抑制肠道有毒物质的产生和吸收

①抗生素：诺氟沙星（氟哌酸）0.3g，每日2次，也可用左氧氟沙星0.2g，每日2次，口服，甲硝唑（灭滴灵）0.4g或替硝唑，每日2次，口服。

②干扰肠道细菌繁殖：培菲康，2粒，每日2次，口服。乳酶生，0.9g，每日3次，口服。

③灌肠或导泻清除肠内积食或积血：口服或鼻饲50%硫酸镁30～60ml，20%甘露醇100～200ml，口服。

④改变肠道pH：乳果糖10～30ml，每日2次，口服；食醋10ml加入生理盐水

1000ml，灌肠。

⑤脱氨治疗：25%精氨酸40～80ml，28.75%谷氨酸钠20～40ml，31.5%谷氨酸钾20ml，门冬氨酸钾镁20ml，乙酰谷酰胺1.0g。分别加入六合氨基酸或葡萄糖水中静脉滴注。上述4种药物电解质含量须按病人电解质、CO_2CP情况选择用药（可参考表5-1）。

⑥纠正支芳比例：六合氨基酸250ml，静脉滴注，每日2～4次。

表5-1　常用各类注射液浓度、电解质含量参考值

药名	浓度	单剂量	每支含电解质量	
谷氨酸钠	28.75%	20ml/支	34mmol/L（Na^+）	≈2g 氯化钠
谷氨酸钾	31.5%	20ml/支	33.5mmol/L（K^+）	≈2.5g 氯化钠
精氨酸	25%	20ml/支	24mmol/L（Cl^-）	
碳酸氢钠	5%		1g≈12mmol（Na^+）	≈0.7g 氯化钠
氯化钠	0.9%		1g≈17mmol（Cl^-）	
氯化钾	15%		1g≈13.4mmol/L(K^+)（Cl^-）	
门冬氨酸钾镁		10ml/支	4.5mg镁、200mg钾(2.68mmol/L)	≈0.2g 氯化钾

146. 肝性脑病时有何用药经验？

（1）门冬氨酸钾镁：为肝细胞功能不全的慢性肝炎、肝硬化、肝性脑病时的电解质补充药和治疗药，不能直接做肌内或静脉注射。门冬氨酸钾镁注射液10ml，必须经10倍以上输注液体稀释后才能做缓慢静脉滴注。对老年病人、肾清除能力下降者慎用；除洋地黄中毒外有房室传导阻滞者、肾功能损害者、活动性消化道溃疡者应慎用。用于治疗低钾血症时，一定要随访血镁浓度，出现高钾、高镁血症时，立即停药。应每分钟静脉推注氯化钙100mg，必要时，使用利尿药。切勿与四环素、铁剂同时使用；与保钾利尿药、血管紧张素转化酶抑制药配伍使用时可能发生高钾血症，静脉滴注，每日1次，有效者可改用口服，成人量一次4片，每日3次；预防用药时剂量可减半。

（2）门冬氨酸鸟氨酸：能直接参与肝细胞中鸟氨酸循环，使鸟氨酸与血氨结合通过尿素循环、生成尿素，最终以无毒形式排出体外。该药还能参与三羧酸循环及核酸合成增强肝功能，增强肝解毒能力，迅速降低血氨，促进肝细胞修复、再生，有效改善肝功能。肝昏迷早期每日可静脉滴注20g，不得超过40g，加入氯化钠或葡萄糖注射液500ml内，每支5.0g，每次不超过6支。有严重肾衰竭者禁用。大剂量给药时有中度消化道反应，减少用量及浓度，减慢速度后，反应明显减轻。

（3）促肝细胞生长素注射液：能刺激正常肝细胞DNA合成，在综合治疗中促进肝细胞再生，帮助早期肝性脑病逆转。用本品粉针剂80～120mg溶于10%葡萄糖注射液中，每日1次，静脉滴注，长期使用时要定期检查肝功能和甲胎蛋白。粉针剂未溶解稀释前变为棕黄色时忌用。

（4）支链氨基酸：主要用于肝性脑病及肝硬化肝功能不全时的营养缺乏症。本品能提高血清支链氨基酸浓度，逆转肝硬化肝功能不全时，芳香氨基酸增多，纠正支/芳比，恢复中枢神经系统功能。本品还能促进蛋白质合成，降低血浆非蛋白氮和尿素的含量，有利于肝组织的修复和肝细胞的再生。本品对心肾功能不全者禁用，静滴速度过快可引起恶心、呕吐、头痛、发热等反应，尤其危重者和老年病人。气温低时宜将溶液加热至接近体温时再给予输注，外观异常的溶液不宜使用，严防微生物污染；有重度静脉曲张者，要控制输注速度和用量，以防静脉压过高。输注时要监测电解质平衡情况。14-氨基酸-800主要用于肝功能不全合并蛋白营养缺乏症和肝性脑病。每100ml溶液含14种氨基酸8g，折合氨量1.22g，而支链氨基酸3AA注射液和六合氨基酸主要用于支链氨基酸与芳香族氨基酸比例失调引起的肝性脑病和各型肝病引起的氨基酸代谢紊乱。当病人神志清醒后，剂量可减半，疗程一般为10～15天。每日输2次，每次250ml，宜与高渗葡萄糖一起缓慢静滴，每分钟速度不得超过40滴。3种不同制剂所含氨基酸量不一：支链氨基酸3AA注射液，250ml∶10.65g总氨基酸；六合氨基酸注射液，250ml∶21.2g总氨基酸；14-氨基酸-800注射液，250ml∶20.8g总氨基酸。

（5）谷氨酸钠：用于血氨增高所致的肝性脑病及其他精神症状，常与精氨酸一起输注，有利于降低和消除血氨，从而改善脑病症状。大量输注本品时可导致严重碱中毒与低钾血症，因此治疗中须严密监测电解质浓度。输液太快，可出现流涎、脸红与呕吐等症；过敏的先兆可有面部潮红、头痛、胸闷等症，小儿可有震颤。有焦虑状态的病人可出现晕厥、心动过速及恶心反应等。肾功能不全少尿、无尿者忌用。谷氨酸盐与氨（NH_3）合成谷氨酰胺，从而解除氨对大脑的毒性作用。

但谷氨酰胺是一种细胞内渗透剂，当脑细胞中谷氨酰胺量增加时会加重脑细胞的水肿。因此采用谷氨酸钠、钾静脉滴注时预先使用谷氨酰胺合成酶抑制药L-氨基亚砜蛋白酸处理，可防止脑水肿发生。在肝昏迷时常与谷氨酸钾一起合用。用药期间应做血气分析和测钾、钠含量。

（6）谷氨酸钾：用于以血氨增高为主的肝性脑病以及低血钾症。作用机制：除与谷氨酸钠一样外，本品能纠正肝性脑病时的低钾性中毒。大量输入钾盐可导致高钾血症，不良反应和禁忌证与谷氨酸钠相同。抢救肝性脑病时、谷氨酸钠3份，谷氨酸钾1份或可用钠2份钾1份，即钠1次11.5g（2支），1日不超过23g，与每支谷氨酸钾为6.3g（1次量）一起静脉滴注。

（7）盐酸精氨酸：用于肝性脑病，适用于忌钠的病人，也适用于其他原因引起血氨过高所致精神症状。精氨酸参与人体内鸟氨酸循环，促进体内尿素合成而降低血氨、改善症状。本品有较多氢离子，对纠正肝性脑病时酸碱平衡有助。大量输注时可引起高氯血症，可使血尿素、肌酸、肌酐浓度升高。可与谷氨酸钾、钠合用，静脉滴注时每次10～20g，以5%葡萄糖注射液500～1000ml稀释后缓慢静脉滴注。肾功能不全者禁用，酸中毒者不宜使用本品。输注太快可引起流涎、潮红、呕吐等不良反应。用药期间要做血气分析。

（8）左旋多巴：可促进肝昏迷病人苏醒，完全清醒后1～2天应停药。因此药对肝细胞有损伤作用，有经验的医生才能用。

（9）γ-氨基丁酸：治疗肝昏迷有争议的药物，有人认为可降血氨，促进脑细胞新陈代谢。有口服及注射剂，由专科医生使用。

专家提示

防治肝性脑病还可使用乳果糖（杜密克）、乳梨醇（拉克替醇）协助降低血氨；还可服用新霉素、甲硝唑或替硝唑、诺氟沙星、左氧氟沙星等清除肠道细菌产氨。也可用微生态制剂改善和调整肠道内菌群的分布，减少内毒素吸收。

小贴士

乳果糖防治肝性脑病的作用和疗效如何？

乳果糖是一种从乳糖人工合成的酸性双糖，在小肠内不被双糖酶水解，绝大部分进入结肠，主要在右侧结肠内被乳酸杆菌、厌氧杆菌、大肠埃希菌等分解为乳酸和醋酸，因而显著降低了肠腔内的pH，使成酸性，肠腔内游离的氢离子增加。成人口服剂量为每次10～30ml，每日3次，剂量应调整在每日排2次软便或烂便为宜。用乳果糖治疗后，肝性脑病神态的清醒和改善可达70%～80%，常伴有动脉氨下降和脑电图改善。对慢性肝性脑病者可长期服用。

147. 人工肝治疗肝性脑病的作用是什么？

（1）血液灌洗：血液灌洗治疗是指病人在全身肝素化后，血流被引入装有固态吸附剂的灌流柱，用以清除血中某些外源性或内源性毒物，血液净化后再输回体内，以起到解毒作用的一种治疗方法。吸附剂主要是药用炭与树脂。药用炭能吸附甲硫氨酸、硫醇、脂肪酸、酚类及某些中分子物质；树脂是网状结构的离子聚合物，可吸附不能被药用炭清除的氨，且能清除血中游离的脂肪酸等。

（2）血液透析：肝昏迷的中毒因子可能为中分子而不是小分子物质，而聚丙烯腈薄膜具有清除中分子物质的作用，特别是未与蛋白质结合的多数氨基酸。在透析前后进行比较，绝大多数氨基酸如酪氨酸、苯丙氨酸、蛋氨酸等皆有明显降低。

（3）血浆分离：将病人血液引入血浆分离器，分离出血浆，用健康人血浆进行置换，或将分离出的血浆直接通过吸附装置，经吸附后输回体内。

专家提示

肝衰竭病人病情重、发展快、并发症多、病死率高，人工肝治疗有利于清除体内毒素，降低血清总胆红素，改善机体内的内环境，为肝细胞再生创造条件。

小贴士

人工肝是指能替代肝功能、用于治疗肝衰竭的体外人工器官辅助装置，由于其仅具有正常肝部分解毒、代谢功能，故严格说来应称为人工肝支持系统。分为4型：非生物型、中间型、生物型、混合型，其主要适应证是急性肝衰竭与高胆红素血症。国内采用的手段多为血浆置换、血浆灌流、胆红素吸附，治疗频率多为3～5天1次。

148. 急慢性肝炎、肝硬化甚至肝癌发生肝衰竭可否用人工肝治疗？

当乙肝、丙肝肝硬化发生急慢性肝衰竭时，在条件许可的医院和专科医生指导下，非生物人工肝（BLS）和生物人工肝（BAL）是一种治疗手段。

我国是肝炎大国。由于供体器官严重短缺等多种原因，国家仅有少部分肝衰竭的患者能获得肝移植救治的机会。因此，能够取代部分肝功能的人工肝支持系统在我国很多省市的三甲医院中得到迅速发展。

非生物人工肝不含生物组合，主要利用滤过和吸附原理清除肝衰竭患者体内的毒素，类似于血液透析治疗，缺点是不可能完全替代肝功能。

而生物人工肝含有肝代谢的生物成分，能够综合发挥肝氧化脱毒，生物转化、分泌与合成等功能，其核心条件是为肝细胞提供良好长期生长代谢环境，获得肝功能的“生物反应器”。其核心原件中需具备高活性、高稳定性的肝细胞株，或具有良好分化能力的肝细胞。国家正在研究能在体外扩增至10^{10}载星级的纯化干细胞，可完全吸收的生物人工肝置入性装置来实现永久的肝代替作用。

现今我国较实用的人工肝治疗机是混合型人工肝支持系统（HALSS)，该机型可支持急性肝功衰竭患者肝功能，救治患者成功率达75%。

149. 发生肝衰竭患者的流行病学调查结果及治疗原则是什么？

2002–2011年内，解放军第302医院共收治肝衰竭患者3916例。其中急性肝衰竭患者（ALF）仅占2.41%，亚急性肝衰竭（SALF）占9.53%，而慢加急性/亚急性肝衰竭（ACLF）占87.6%。

在ALF病因中前三位是：不明原因占35%，HBV病毒感染占32%，药物引起占19%。在亚急性肝衰竭病例中，不明原因占41%，药物引起占24%，而戊肝病毒引起感染后占15%。而在慢加急/亚急性肝衰竭（ACLF）的病例中乙肝病毒感染（HBV）仍是主要原因占87%，其次是不明原因占5%，饮食占3%，证明在中国慢性乙肝基础上，乙肝肝硬化依旧成了慢性肝衰竭的基础。HBV耐药突破、应用抗免疫抑制药、重叠其他肝炎病毒感染、药物损伤或劳累仍是ACLF主要的诱发或加重因素。

肝衰竭病因非常复杂，包括乙肝病毒、戊肝病毒、药物、酒精和自身免疫性肝病等。目前认为：急性肝衰竭（ACF）的病机主要包括两种：一种是各种因素对肝细胞的直接损害，造成肝细胞的不同程度的坏死；另一种为免疫机制，通过肝免疫细胞或细胞因子、内毒素等介导免疫损害。

目前认为：慢加急肝衰竭可用“PLRO”（predisposition injury response and organ failure）来描述。当基础肝病遭受各种肝损伤诱导急性打击时，ACLF（慢加急肝衰竭）患者首先出现肝功能严重损伤（诱发反应），进而出现全身和肝免疫系统异常应答（连发反应），免疫系统异常应答分为早期的全身炎症反应综合征（SIRS）和中晚期失代偿性抗炎反应综合征（CARS）。最终，ACLF演变为终末阶段的多脏器功能衰竭而导致死亡。

目前肝衰竭强调综合治疗，包括去除病因、保护肝细胞、营养支持、监护和维护重要脏器功能、防治并发症等。

150. 肝衰竭内科治疗进展状况如何？

肝衰竭强调综合治疗。首先要去除病因，如乙肝病毒引发的肝衰竭，肯定要使用恩替卡韦、替诺福韦抗乙肝病毒治疗，同时密切关注HBV-DNA的变异和耐药，及时选用无交叉耐药的核苷（酸）类药物治疗。另外进行保护肝细胞治疗，强调营养支持。对心、肺、肝、肾等脏器一定注意保护，同时防治各种可能发生的并发症。

SIRS在肝衰竭发病机制中占重要原因，但肝衰竭时糖皮质激素的抗炎治疗仍存在争议，随着抗病毒治疗的应用及应对糖皮质激素不良反应和并发症防治手段的增强，认为肝衰竭初期和早期，病情发展迅速且无严重感染、出血等并发症时及早应用糖皮质激素（GC），常会有利于遏制过强的免疫应答，阻断病情进展，但激素应适量、短疗程、逐渐减量，在使用过程中注意保护胃黏膜及预防感染，密切监测不良事件的风险。

人工肝是肝衰竭有效救治方法之一，目前非生物性人工肝如血液置换、血液滤过等方法已在临床广泛应用，并取得了明确的疗效。基于肝衰竭时体内蓄积毒物的复杂性，不同非生物性人工肝的组合应用可起到更好的协同作用。

干细胞治疗肝衰竭可能具有广泛的应用前景。有证据表明，肝干/祖细胞诱导多能干细胞及肝外干细胞均可作为候选移植细胞。近期302医院用脐带或自体骨髓间充质干细胞在临床上治疗肝硬化或肝衰竭，逐步显示治疗的安全性和有效性。但不同来源的间充质干细胞的功能和安全性仍需进一步评价。干细胞移植治疗肝衰竭的疗效尚需大样本临床研究证实。

151. 出现肝-肾综合征时，临床常如何处理？

（1）分析治疗原发病。

（2）积极改善肾血流。①莨菪类药：山莨菪碱，每日30～60mg，静脉输注；②多巴胺葡萄糖盐水（GS）液300ml，多巴胺40～60mg，静脉滴入，每日1次；③放腹水：大量腹水者每日放腹水4000～6000ml，每1000～2000ml腹水补充10g人血白蛋白。

（3）呋塞米（速尿）每次100～200mg，静脉推注。

（4）透析疗法：适用于有可能恢复的肝病合并功能性肝-肾综合征者。

（5）防止和积极纠正水、电解质平衡的紊乱。

（6）防治内毒素血症：可用诺氟沙星（氟哌酸）0.3g，每日2次；黄连素0.3g，每日2次等。

一定要防止过度利尿、避免大量穿刺放水、处理好消化道出血防止低血容量的发生，是预防发生肝-肾综合征的重要临床经验。

专家提示

肝移植是至今唯一治疗肝-肾综合征有确定疗效的方法。但是有肝-肾综合征的病人行原位肝移植的死亡率要远远高于没有肝-肾综合征的病人。即便是成功了，移植后肾功能的恢复也要数月甚至数年的时间。虽然原位肝移植对于所有肝-肾综合征的病人都可能是有效的手段，但并不是每个患有肝-肾综合征的病人都能进行肝移植。

152. 肝移植能治疗哪些肝炎相关病人?

肝移植从1963年揭开序幕后，手术技术已逐步成熟，环孢素A、FK506又为免疫抑制药提供了新手段。移植后的成活率已从20世纪70年代末的30%提高到90%。目前全球肝移植总例数已达13万，5年存活率已达75%～80%。最长生存者已超过33年。我国的肝移植数量稳步增长，来自中国肝移植注册（CLTR）的数据显示，从2010年1月至2015年12月31日我国大陆地区已完成各类肝移植手术5703例，其中包括活体肝移植1217例。在肝移植数量不断增长的同时，肝移植术后患者的生存率也稳步提高。

解放军第302医院外科从2005年4月开展首例肝移植手术至今，共施行肝移植手术已近600例，成功率达100%，1年存活率达92.94%，3年存活率达84.55%，5年存活率达79.37%。

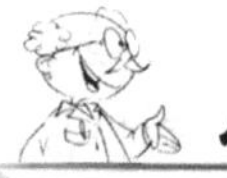

小贴士

日本接受成人肝移植病例中，原发性胆汁性肝硬化及硬化性胆管炎居首位（25%～29%），其他依次为肝癌（20%～29%）、暴发性肝衰竭（11%～19%）、丙型肝炎（8%～10%）和乙型肝炎（5%～6%）。

153. 对现今肝移植的供肝方法如何进行评述?

目前国内进行肝移植的供肝主要来源于公民逝世后器官捐献（donation ofter citizen’s death,DCD)。如果供肝有明显脂肪肝，血循环灌注不足，冷冻运输耽误时间太长，都会影响移植后病人的肝功能恢复。

当前由于供肝的缺乏，每年有数以万计的终末期肝病病人，在等待供肝过程中死去，因此人们积极寻求以下不同的肝移植方法。

（1）活体肝移植：由活体提供自己的部分肝给病人移植。其优点在于：①供者的血液循环稳定，不存在供肝灌注不足问题；②由亲属提供供肝，其组织相容性良好，术后排斥反应较轻，病人与移植肝的存活率高；③肝移植手术不受供体时间、地点的限制，冷缺血时间短，特别是由亲属供肝移植在韩国处于世界领先地位。

（2）劈裂式肝移植：将左半肝和右半肝分别移植给2个受者，对儿童病人可使等待移植手术的时间明显缩短。

（3）异种肝移植：1993年有人用狒狒的肝移植人类，初步尝试效果还不够理想。由于灵长类动物较稀少，21世纪以来通过基因工程修饰的猪肝可作为异体移植的可能性正在试验中。

专家提示

用肝移植治疗肝硬化原发性肝癌的疗效与下列因素有关：①肝癌大小，肝肿瘤包膜的完整性；②甲胎蛋白升高数值，切除后是否重新增高；③肿瘤分化和血管受侵程度直接影响肝移植对原发性肝癌的疗效。

小贴士

日本东京大学对近年的肝移植病例随访中发现：活体肝移植术对于供体者，切除左肝无任何危险，而切除右肝者可能会出现黄疸和腹水；对于接受肝者，接受左肝移植者的胆汁淤积发生率较高；而接受右肝移植者的安全度较高，胆汁淤积发生率明显低。但长期观察10年的结果：101例接受左肝移植的病人中5年生存率为86%；与同期做右肝移植术的生存率82%相仿。对于手术者来讲，左肝移植的手术风险比右肝移植要大。

154. 肝移植可用于哪些肝硬化病人？

原位肝移植已成为治疗各种终末期肝病的最有效方法。术后病人1年生存率达80%～90%，5年生存率70%～80%，10年生存率达60%～70%。专家认为，对于各种类型的终末期肝病，如果估计其1年的存活率低于90%，就应进行肝移植手术治疗。

对肝硬化病人：①用Child-Turcotte-Pugh（CTP）积分>7分者就可实施肝移植。对于乙肝肝硬化者肝移植后HBV再感染的预防，目前已取得很大进步，可做长期小剂量乙肝免疫球蛋白注射，加恩替卡韦口服常可使HBV再感染的发生率低于5%，这将有助于进一步提高慢性乙肝、肝硬化进行肝移植后的长期生存率。②当肝硬化病人出现门静脉高压所致的消化道出血者，也应实施肝移植。③肝硬化失代偿发生自发性腹膜炎者，也可准备肝移植。④肝-肾综合征不是肝移植的禁忌证，但会增加手术过程的风险，而且影响移植后的近期存活率。⑤对于合并原发性肝癌者，如果符合下列条件，也可进行肝移植：a.单个肿瘤，直径<5cm；b.1个以上肿瘤，每个直径应<3cm；c.B超、CT、MRI显示无血管浸润的征象；d.无肝外转移；e.无门脉癌栓者。关于胆管癌，目前认为其术后复发率高，故目前一般不进行肝移植。

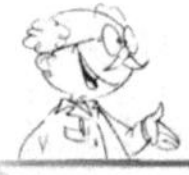

小贴士

活体肝移植成功的关键，除原发病的影响因素外，还有以下几点：①供体肝的体积相对性比较应越大越好；②受体原标准肝的体积越小越好；③移植肝与标准肝体积比应精确计算；④流出道重建也是成功的关键之一，保留静脉的移植肝将有助于流出道的重建。

155. 乙丙肝炎肝硬化，肝衰竭实行肝移植者如何争取长期存活？

乙型肝炎肝硬化或早期肝衰竭的患者施行肝移植后能挽救患者的生命。但在术前和术后均应使用抗病毒治疗。术前主要选用恩替卡韦或替诺福韦，术后也应根据患者情况选用恩替卡韦或替诺福韦。已有报道，这些药物治疗确能控制乙肝复发，减少再移植。

对于丙肝肝硬化、肝衰竭患者肝移植前后宜采用新型抗丙肝药物做抗病毒治疗。已有报道，采用联合DAAs药物如sofosbuvir或ledipasvir对于丙肝肝移植术前和术后都是安全有效的，而且能够控制丙肝复发，减少再移植，进一步提高移植后的长期生存率。

156. 肝细胞移植有什么样的局限性？

肝细胞移植目前临床的应用仍受以下因素的限制。

（1）供肝来源问题：就人类而言，肝细胞来源主要有成人肝细胞及胎肝细胞。脑死亡病人的肝分离成肝细胞悬液，利用冷冻技术可保持肝细胞的形态和活性，使“肝细胞库”成为可能。合法来源的胎肝细胞已在临床上使用，目前国内外已有较多报道。

（2）人体移植部位：实验中发现脾内是较适宜的部位，但从临床角度来说是相当困难的。单纯进行脾内移植，无论是开腹还是经皮脾穿刺，都有加重门静脉高压和并发脾破裂之忧，脾内移植细胞可以顺血流游走，而引起肝衰竭及肝栓塞。有人将肝癌肝动脉插管化疗术引入肝细胞移植，于肝动脉内置管，可以方便在体外连续注入肝细胞悬液。生物膜的出现有助于肝细胞的腹腔移植。

157. 肝细胞移植的适应证与作用是什么?

肝细胞移植适用于某些遗传性代谢性肝病，如Crigler−Najjar综合征、苯丙酮尿症，也适合于急性肝衰竭，如急性肝缺血、化学毒剂所致的急性肝坏死或某些急性重型肝炎及慢性肝病（如各种慢性肝炎、肝硬化等）。一般认为，存活的具有功能的肝细胞是治疗肝某些酶缺乏症的必要条件，因为它可提供正常的酶来发挥作用。对于肝衰竭病人，肝细胞移植可以提供代谢支持，减轻病肝的代谢压力，获得细胞再生的时间，从而促进急性可逆性肝功能衰竭病人自体肝再生及其功能的恢复。

肝细胞移植有着广阔的前景，移植细胞可以提供代谢、解毒、营养等支持或替代功能，可延长受者的生存时间，减轻症状，改善生存质量。肝细胞移植效果与多种因素有关，包括移植部位、时间、细胞数量及细胞增殖状态等，而且移植与被移植之间的相容性、适应性和互选互动性也直接或间接地影响着最终移植效果，因此值得我们去深入地研究和探索。

小贴士

解放军第302医院杨永平主任2004年来曾经进行过7例肝细胞移植，成活6例（其中1例行肝移植），获得了非常好的疗效。

专家提示

如果肝硬化病人已处于住院依赖期，临床预期寿命在6个月到1年之间，应是肝移植的绝对指征。

158. 活动性肝硬化病人经影像学检查发现原发性肝细胞癌该怎么办？

发现原发性肝癌的处理原则是：①单个直径<5cm的小肝癌通常可做外科根除术，预后优于较大或多个肿瘤的外科切除。②孤立肿瘤或3个直径<3cm的小肝癌，做肝移植后长期生存率可达60%～70%；Child法C级肝硬化时有1个5cm肝癌，若无远处转移和静脉累及仍可进行肝移植。③直径>5cm肝癌即使有静脉栓塞也可进行经动脉栓塞化疗或可进行局部消融治疗，如经皮乙醇注射治疗或醋酸注射治疗、冷冻治疗、微波凝固治疗、激光治疗、射频治疗等。④对已有远处转移或门静脉主干和下腔静脉癌栓的病人就必须使用全身化疗和（或）中医药治疗。

159. 为何应特别关注肝硬化和癌变？

肝硬化是癌变的先驱和基础。乙肝病毒（HBV）和丙肝病毒（HCV）的携带和慢性感染，是我国肝硬化发生和肝细胞癌的主要病因。

当今，我们更认识到，乙肝、丙肝病毒持续高水平复制对肝硬化的形成和对肝细胞癌的发生以及患者的预后会产生巨大的影响。

事实告诉我们，肝炎病毒复制水平越高，复发的可能性越大，发生肝硬化的水平越早，肝癌也就会变年轻化。另外，携带乙肝、丙肝病毒的患者多饮果汁或者经常食用有黄曲霉菌污染的食品，乙肝、丙肝病毒就更容易被激活，肝不正常的结节和瘢痕就会积累，肝硬化和肝癌就会更早发生。

专家们认为，乙肝、丙肝病毒携带者，一定要主动地接受肝病治疗专家的指导，即使肝功能正常，也一定要改掉“饮汁”的坏习惯，怀疑有霉变的花生、玉米千万不能吃。发生肝功能不正常时，一定及时抗病毒治疗。合理有效的抗病毒治疗，可减少复发率，应尽早应用恩替卡韦和替诺福韦抗乙肝病毒。同时结合患者个体化特点，预防病毒的再激活。这也是现今防止肝硬化、肝癌发生的最好方法。

160. 对乙肝和肝硬化患者及时抗病毒是否可降低肝癌风险？

国外对超过2600名乙肝病毒阳性的肝炎早期肝硬化的患者进行研究。所有患者均接受抗病毒治疗至HBV-DNA转阴。不管采用干扰素或核酸类抗乙肝病毒者，在长达5年以上抗病毒治疗后，发现肝细胞癌的发生率明显降低。

2014年 *Clinical Gastroenterology and Hepatology* 杂志报道了亚特兰大疾病预防控制中心的研究：认为乙肝病毒阳性，特别是50岁以上的男性个体，有肝慢性炎症和肝硬化基础，未能及时接受抗病毒治疗者，在3～6个月就有演变成肝癌的可能。而Sfuarf cgordon博士研究的超过2600名乙肝病毒阳性及时接受抗病毒治疗5年后，仅有3%的患者发生了肝细胞癌。相比未接受抗病毒治疗的患者来讲，接受抗病毒治疗的病人中60%的个体患肝细胞癌的可能性明显减少。

专家们目前一致认为：当今有效的抗乙肝病毒治疗，可成功抑制乙肝患者肝癌的发生。较持久的抗乙肝病毒还可使肝硬化逆转，抑制肝硬化导致的肝细胞癌的发生。

161. 针对肝细胞癌都有哪些治疗措施？

治疗目标，包括：①治愈；②局部控制肿瘤；③提高生活质量。

治疗方法：大致包括手术（肝切除术、肝移植和姑息治疗手术）、非手术治疗（局部治疗、动脉化学栓塞、化疗、放疗、生物治疗以及分子靶向治疗）。

原发性肝癌的临床处理涉及内科、外科、介入、放疗、中医科和医学影像学等诸多学科，因此，对于肝癌的规范化诊断治疗需要多学科专家共同讨论制定，以便为患者在确诊后选择最适合的首选治疗和综合治疗措施。

解放军第302医院设立了肝癌的多科会诊制度，以便使患者得到最合适的治疗，最大可能延缓病情进展，延长生存时间；医院已经形成集手术、射频、冷冻、微波、介入、放射、分子靶向等多种治疗手段为一体的肝癌综合治疗模式，均达到国内先进水平。

专家提示

有慢性肝病、肝硬化病人，一定要定期检查，一旦发生肝癌做到早发现、早治疗。

162. 接受免疫抑制治疗的HBsAg阳性肿瘤患者需要抗病毒治疗吗？

很多肿瘤患者在接受化疗后常可发现体内潜伏的HBV激活、HBV-DNA复制增加和肝炎暴发等风险。既往的临床科研，明显低估了HBV再激活在患者群体中的发生率。研究发现，原先乙肝患者病情已完全控制，HBSAg已转阴，且表面抗体已出现阳性或乙肝五项中仅核心抗体阳性的既往乙肝感染已完全康复的人群，在使用激素和采用化疗的时候，仍有发生诱导性HBV再激活的风险。

2014年6月中国台湾报道：2009-2011年12月间新诊断淋巴瘤患者人群，在接受利妥昔单抗-CHOP（环磷酰胺、多柔比星、长春新碱和氢化泼尼松）化疗后1年内，10.4%的患者出现了肝炎暴发，其表现为100%的HBV-DNA复制再激活，28.5%的HBsAg重现。DNA复制水平较治疗前增加10倍以上，ALT高于正常上限的10倍。每4周1次复查HBV-DNA指标和HBsAg五项，出现HBsAg的重现可视为乙肝是否暴发的预测因素。有激活记录的患者接受每日0.5mg恩替卡韦治疗48周，是控制化疗时HBV再激活的较好办法。

第六部分

乙肝肝硬化的临床诊断和抗病毒治疗

163. 乙型肝炎与肝硬化的关系如何？

全世界乙肝病毒（HBV）血清标志阳性的人口超过20亿，其中3.5亿是慢性乙肝病毒感染者。在慢性感染者中，中国人占30%～40%。我国当今仍是乙肝高发区，全国现有症状、体征和化验指标异常的乙肝患病者约3500万，其中至少有350万人是现症肝硬化，而中国的肝硬化病人中，80%又是由乙型肝炎病毒诱发。因此，积极防治乙型肝炎对于我国减少肝硬化的发生具有重要意义。

慢性乙肝病人，凡病程超过5～10年者，往往已有肝硬化发生。因此对慢性乙肝一定要重视早期控制病毒复制，及时注意抗纤维化治疗，并应积极预防。其中，30%的肝硬化病人向肝癌转化。

资料表明：目前我国只有19%的乙肝病人在接受治疗，多数病人在治疗半年后就停止或中断了吃药。而且其中80%的病人接受的都是不规范治疗，既浪费了钱财，又耽误了病情，导致肝硬化、肝癌的病人在日积月累中逐年增多。因此全社会，特别是政府和卫生部门要加强普及宣传防治乙肝的重要性；各级医疗单位一定要加强学习，不断提高防治肝炎、肝硬化、肝癌的医疗水平。

164. 乙型肝炎活动性肝硬化有何特点？

活动性肝硬化有六大特点：①具有长期的感染过程；②病毒多有变异或复制呈低水平，但病毒感染持续，转氨酶始终不正常；③病毒复制水平可因感冒、劳累、情绪不稳、饮酒、乱吃补品、乱用中西药等诱因引起回升，从而引起不同程度的病变活动加重；④炎症、坏死呈进行性；⑤根据肝硬化速度或程度的不同，可表现为条索状、集结成小结节型或大结节型的影像学特点；⑥肝硬化活动持续者，其肝衰竭和癌变的发生率比无病毒复制的病人显著增高。

乙肝活动性肝硬化大小结节的形成则与病变轻重、病情发展速度密切相关。临床病理发现，如乙肝病变不重，迁延多年，可发展为亚腺泡小结节性肝硬化；如病变严重，进展迅速，出现多腺泡大块坏死后，大量纤维化和再生，就可能发展为大结节性肝硬化。原先只是小结节肝硬化者，如一旦发生病毒活动增剧，炎症加剧，发生融合性坏死，即可在小结节基础上发展为大结节肝硬化。影像学（B超、CT、磁共振）检查还可发现活动性混合结节型肝硬化。如病理检查，慢性乙肝的肝穿刺标本有“桥接坏死”，则标志肝硬化正在发生。如发现再生肝细胞发育欠良好，细胞核呈明显多形性，肝细胞索呈扩张性排列，则说明肝硬化可能正在诱发肝细胞癌。此时，应定期复查甲胎蛋白（胎甲球）指标，及早预防原发性肝癌的发生。

专家提示

AFP（α-FP）的学名为甲胎蛋白，俗称胎甲球，是原发性肝细胞癌在血清中的重要标志物。正常值<20μg/L，诊断肝癌的临界值≥400μg/L；如该指标出现持续进行性升高，肝癌的检出率达80%以上。

小贴士

代偿性肝硬化病情波动的主要因素常是病毒活跃复制，而忧伤、生气、感冒、劳累、饮酒、乱吃药，接触有毒物质等都可成为诱发因素。

肝硬化小三阳的病人，肝细胞内乙肝病毒的模板（cccDNA）还存在，说明HBV并未彻底被清除。故在病人生活发生重大变化，身体遭受某些打击或饮酒、感冒的情况下，HBV可因模板激发，重新启动，东山再起；由不复制转为复制，又变为大三阳，使肝功能再变异常。所以，小三阳的慢性乙肝或肝硬化的病人，至少每半年应到医院复查1次。

165. 乙肝失代偿肝硬化主要有哪些临床特点？

失代偿性肝硬化病人常伴腹水及（或）黄疸到医院就诊。到医院就诊前已有较长的慢性肝病史或饮酒史；但也有病人就诊时已是呕血、便血，或大量腹水为首发征象。常表现为皮肤额面黝黑、疲乏倦怠、食欲缺乏，或衰弱、萎靡、消瘦、斜肋肩背肝区作痛、腹胀、腹泻。肝细胞炎症坏死不明显者，黄疸不会很深，但皮肤可有色素沉着；面色，特别是额角灰黯，手臂、前胸、臀部或他处可见瘀斑，多与血小板减少有关；伴有自发性皮肤青肿、牙龈出血和鼻出血者常由于凝血酶原欠缺，活动度下降，蜘蛛痣和肝掌较常见。有持续发热者常出现继发细菌性感染和菌血症；有腹水、腹泻加发热者要注意腹膜炎。肝细胞不断坏死者可出现肝衰竭；有的来诊者可能已发生癌变。主诉明显腹胀，出现腹水者常同时有踝部水肿；肝可增大或缩小，质硬、边缘锐利而不规则或规则，脾大、常可触及。肝功能化验可见血浆清蛋白降低或球蛋白明显增高，清/球蛋白比例经常倒置；血清转氨酶常有轻度增高；AST值可超过ALT值。

专家提示

在上述临床特点的基础上，只要发现病人符合如下1条，就可诊断为肝硬化已失代偿。①血清胆红素≥50μmol/L；②凝血酶原时间延长超过正常对照2倍；③血清清蛋白≤28g/L；④食管静脉出血；⑤B超发现中度腹水。

166. 为什么早期确诊乙肝肝硬化，必须做肝穿刺检查？

根据病人的症状、体征、化验结果，临床上只能肯定比较晚期的肝硬化。对于非常早期的肝硬化，只有依靠病理学检查。当前做肝活体组织检查所得的结果被称为金标准。

从病理上常可发现活动性肝硬化的时间间隔——实质界面因炎症反复而显得界面模糊。假小叶中的肝细胞呈肿胀、气球样变性，与有些炎症坏死的残留物均可存在于扩展的纤维化组织中；肝内胆小管增生显著，炎性细胞明显浸润，并可见散在灶性坏死。目前资料肯定：经肝穿刺做组织学诊断对活动性肝硬化的特异性接近100%，其灵敏性约70%。

广州南方医院骆抗先教授提示：乙肝相关性肝硬化在B超上常可见大小结节混合型。而穿刺仅能获得大结节的一部分，所以可出现漏诊。做B超及其他影像学检查则可能显示整个肝表面凹凸不平、不光滑，肝实质呈现不均匀，甚至呈“菠萝肝”特征。如果能将影像学检查与肝穿刺活检结合，就能较肯定地对肝硬化微细与大体结构的描述做出正确的判断，弥补单纯肝穿刺可能做出不全面的结论。

167. 肝纤维化与肝硬化有什么关系？

（1）从病因来说：肝纤维化与肝硬化可以由相同的病原因子引起。如常见的乙型、丙型病毒性肝炎在持续肝细胞的炎症破坏后可导致汇管区、肝小叶内大量纤维组织增生和沉积，进而可形成假小叶，大小结节和肝硬化。如果每天饮酒量折合酒精量为40g（白酒2两），连续5年就可引起酒精性肝纤维化；血吸虫的虫卵在肝内大量沉积，可在门静脉干支系统内和分支周围形成纤维化；遗传或先天缺陷，如血色病、肝豆状核变性、半乳糖血症、糖原贮积病、酪氨酸代谢紊乱症、遗传性出血性毛细血管扩张症等都可引起某些物质代谢障碍而沉积于肝，引起肝细胞坏死和结缔组织增生性肝纤维化，病变持续向终末期发展，就成为肝硬化。肝纤维化还可发生在长期慢性胆汁淤积的病人中，原因未明的胆汁淤积引起肝硬化时，称为原发性胆汁淤积性肝硬化；已知原因的胆汁淤积引起的肝硬化则称为继发性胆汁淤积性肝硬化。慢性充血性心力衰竭、缩窄性心包炎和各种原因引起的肝静脉阻塞综合征，均可引起肝内长期淤血、缺氧，导致肝细胞坏死、萎缩和消失，网状支架塌陷和星芒状纤维化，最终变成淤血性肝硬化。另外，药物性和中毒（如四氯化碳、磷、砷）以及口服或静脉滴注四环素、服用双醋酚汀，均可引起中毒性肝炎，最后则演变成肝硬化。全身免疫性慢性肝炎可进展为肝纤维化、肝硬化。长期食物缺乏蛋白、维生素等则可引起营养不良性肝硬化。一时难以确定的肝纤维化，又可称隐源性肝纤维化。

（2）从发病过程看：肝纤维化是通向肝硬化的桥梁。肝硬化是肝纤维化单种或多种病因进一步发展的结果。肝硬化是多种肝损伤的终末期表现。因此，肝纤维化和肝硬化是连续的发生、发展过程，两者不易截然分开。

（3）从肝组织病理来看：肝纤维化和肝硬化是两个不同的病理名称。它们是慢性肝病在疾病演变过程中不同的两个病理阶段。

（4）特征：①肝纤维化的特征，肝内纤维结缔组织呈过度沉积，是纤维合成和降解不平衡的结果，也是肝损伤后的一种修复反应。病理表现是汇管区和肝小叶内可见大量纤维组织增生，但未形成小叶间隔。②肝硬化的病理特征：肝内假小叶形成，中心静脉区和汇管区出现间隔，肝内正常结构遭受破坏，B超提示小结节或大结节形成。

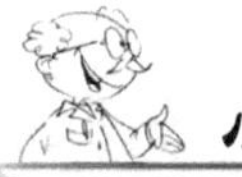

小贴士

对慢性肝病非药物性治疗的含义是什么？

(1) 稳定好心态，对疾病有正确的认识。

(2) 安排好规律的生活，避免过度劳累，适度体育锻炼。

(3) 科学均衡的膳食，既注意营养，又不要让体重超过正常标准。

(4) 严禁饮酒，自觉戒酒。

(5) 避免服用有损肝功的中西药或“补品”。

(6) 切勿乱投医，切勿按广告采用“新”的治疗手段。

(7) 定期复查，随时了解自身肝病变的性质和肝功能受损程度。

168. 乙型肝炎肝硬化患者为何要进行抗病毒治疗?

持续复制活跃和肝炎症坏死是进展至肝硬化的主要决定因素。尽管病毒复制和炎症坏死程度在肝硬化期有所减弱，但至少1/3～1/2的CHB相关肝硬化患者仍存在着HBV复制活跃。肝硬化进展期和宿主之间相互作用仍持续着，肝炎发作每年发生为10%～20%，而且肝硬化早期比进展期更为频繁。另外，HBeAg阳性患者肝炎发作的危险性比阴性患者高2倍。代偿期相关肝硬化患者每年有3%～5%发生黄疸、腹水、肝性脑病或食管曲张静脉破裂出血。尽管肝炎发作大多呈自限性且尚有一部分患者可获得HBeAg清除，但其中仍有10%～20%患者可并发肝失代偿。HBeAg或HBV-DNA血清阳性患者发生肝失代偿危险性较HBeAg和HBV-DNA阴性患者高4倍。年龄大、男性、复制活跃、病毒基因型和处于肝硬化阶段都是肝癌发生的相关危险因素。每年代偿期肝硬化患者发生肝癌的比例在亚洲为3%～8%，欧洲仅1.5%～2%。Ikeda等做过一项研究，在一项嵌套病例对照研究中，96例未进行抗病毒治疗的患者，3年后HBV-DNA高水平（≥103.7拷贝/ml）与肝癌发生率高度相关（无肝癌组HBV-DNA高水平所占比例为0/48，肝癌组为22/48，$P<0.0001$）。3年后持续低HBV-DNA水平组无一例发生肝癌，提示持续高HBV-

DNA水平使肝癌发生率增高。从肝炎→肝纤维化→肝硬化，病毒始终在起作用，所以乙肝并肝硬化的治疗重点是抗病毒治疗。乙肝患者到了肝硬化阶段，并非必定走向肝衰竭而死亡，如果抑制病毒复制，祛除或减轻病毒的作用，可阻止或延缓肝硬化加重或肝癌的进程，病人可获得较好的生存质量。

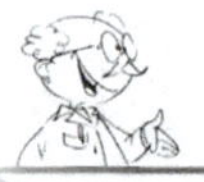

小贴士

人类肝纤维化的病理改变多数发展较为缓慢，只要及时发现病因，及时对症有效治疗后，肝纤维化是完全可以治愈的。

如果肝纤维化的病因不去除，那么从肝细胞损伤、炎症、坏死、细胞外基质异常增生，一般需要经过数月至数年，平均3～5年的时间可向肝硬化逐步进展。肝纤维化是肝硬化的早期病理改变。要早期确诊肝纤维化只有靠肝穿刺，获取肝组织做病理学观察。

169. 乙肝肝硬化患者如何进行抗病毒治疗？目前抗病毒药物都有哪些？

乙肝肝硬化代偿期和失代偿期的治疗要求有差异。乙肝肝硬化代偿期治疗应该持续抑制HBV复制，改善肝功能及组织学改变，延缓向失代偿期肝硬化的进展，降低肝细胞癌的发生率，提高生存率。乙肝肝硬化失代偿期要以持续抑制HBV，改善肝功能，延缓疾病进展，减低合并症的发生，提高生存率为目标。

目前治疗乙肝的抗病毒药有干扰素－α（IFN－α）和核苷类药物。核苷类药物主要如下。①L－核苷类似物类：拉米夫定、替比夫定、恩曲他滨、克拉夫定；②无环磷酸盐类：阿德福韦酯、替诺福韦酯；③环戊烷/戊烯类：恩替卡韦。这些药是治疗乙肝抗病毒有效的药物，但是否都适合乙肝肝硬化的病人需根据情况来应用。在我国常用的核苷和核苷酸类药物（NAs）主要有拉米夫定（LAM）、阿德福韦酯（ADV）、替比夫定（LdT）、恩替卡韦（ETV）、替诺福韦（TDF）。

170. 活动性乙型肝炎肝硬化能否采用α-干扰素治疗？

答案是肯定的，但应遵循一些条件。

实践证明：采用α-干扰素对代偿期活动性肝炎后肝硬化（Chlid A）级的病人，治疗时相对较安全。由于α-干扰素治疗中常有肝小叶炎症的激活，常可促使肝硬化病人产生失代偿。在每日用α-干扰素500万～1000万U剂量时，发生失代偿的病例占1%～2%。因此严格按α-干扰素适应证的病例进行选择后，在治疗过程中，还应特别关注肝病是否加重。只有熟悉干扰素的不良反应，善于处理肝衰竭防治的医生才有资格对病人实施α-干扰素的治疗和观察。

经验认为：有肝纤维化和代偿性肝硬化的病人，本身的病情状态不会降低或影响α-干扰素的治疗效应。经α-干扰素治疗出现病情好转、活动缓解的病例，很少会发生肝衰竭，也很少会发生与肝病相关的并发症。远期随访已发现，α-干扰素治疗好的活动性肝硬化病人的肝癌发病率明显降低，5年生存率明显提高。

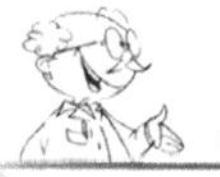

小贴士

病人就诊时出现下列任何一条标志者，说明其肝硬化已有失代偿，切勿随便选用α-干扰素去试治。①血清胆红素≥50mmol/L；②凝血酶原时间延长>正常对照的2倍；③血清蛋白≤28g/L；④食管静脉有出血征象；⑤B超发现腹水；⑥怀疑肝性脑病Ⅰ级。

171. 拉米夫定治疗肝硬化的作用如何？

拉米夫定能较快抑制病毒复制，从而控制病变进展。但是长期使用拉米夫定治疗者，发生耐药变异的比例较高，可能造成肝炎重新活动，急性加重，随时要准备改用或加用新药，如阿德福韦酯、恩替卡韦或替诺福韦等。所以目前对于首次治疗的患者，一般建议首选高基因耐药屏障的药物如恩替卡韦、替诺福韦。

专家提示

处理肝硬化病例的耐药变异是十分困难的问题。使用核苷类药物拉米夫定、阿德福韦酯的病人虽能取得治疗效应，但其负面事件的教训一定要牢记。对是否停药一定要细心斟酌。病人和家属切勿自作主张，乱用或随便停用这些药物！

172. 如何评价阿德福韦酯对活动性肝硬化的治疗？

用阿德福韦酯（ADV）治疗活动性肝硬化主要针对复制活跃的乙肝病毒。ADV使用剂量为每天10mg，这是根据药物的有效率而确定的。如果每日ADV的剂量≥30mg，则可产生个别病人的肾毒性。

经验认为：阿德福韦酯单独使用时起效缓慢；但对野毒株及变异株同样有疗效。在拉米夫定发生耐药变异时常须与拉米夫定联用2～3个月，甚至可联用半年以上。

阿德福韦酯治疗大三阳[HBsAg（+），HBeAg（+），抗-HBc（+）]的病例，在其48周治疗结束时，HBV-DNA的转阴率仅为21%，HBeAg转阴率为12%，ALT的正常率为48%。对HBeAg阴性或小三阳的疗效常优于大三阳的病例，采用ADV与拉米夫定联合治疗与单一拉米夫定的效应相近，似无叠加效应；而联合治疗时拉米夫定耐药变异的发生率可明显减少10倍以上。对已经发生拉米夫定耐药的病例，改用或加用ADV对降低血清病毒水平比继续单用拉米夫定显著有效。

ADV治疗96周，仅有1.6%病例在D区发生rtN236T变异。变异者临床病情复发。另有变异点发生在HBV多聚酶181位点上（rtA181V）。ADV继续使用48个月（共4年）的慢性乙型肝炎病人中，发现变异率可达18%。

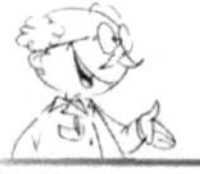

小贴士

每天使用阿德福韦酯10mg长期治疗，血清肌酐水平可比治疗前增高≥0.5mg/dl。肝移植前后的病例一般都有肾功能不全或肾损害的高危险性，在治疗的48周内可见13%的病例血清肌酐水平增高，调整剂量后大多仍可继续用药，仅1%须停药。如每分钟肌酐清除率<50ml的病例，必须在医生指导下调整ADV的用药间期。

173. 用α－干扰素联合或序贯治疗肝炎肝硬化有效吗？

针对代偿性肝硬化可采用α－干扰素与拉米夫定联合治疗。

（1）加用α－干扰素与拉米夫定者对大三阳的代偿性活动性肝硬化病人，常能提高HBeAg（e抗原）的转阴率和抗－HBe的转阳率。

（2）单用拉米夫定20周，再联合α－干扰素500万U，每周3次，共9周，然后单用干扰素半年，可使慢性乙肝和大三阳的活动性早期肝硬化病人的HBV－DNA 56%转阴，HBeAg 45%的转阴率。

（3）如果病人既往用过干扰素，病人对α－干扰素没能应答，再用α－干扰素加拉米夫定的疗效还不如单用拉米夫定效果好。对这类病人拉米夫定可使15%的HBV－DNA转阴，HBeAg的转阴率也仅在15%～18%。

专家提示

不是所有的联合治疗都能获得相加的疗效。两药联合使用也可产生拮抗作用。如国外有人试用α－干扰素500万U与γ－干扰素一起使用3个月，结果慢性乙肝病人HBV－DNA的阴转率为0。

174. 服用拉米夫定后病毒变异者有何特点？

对359例服用拉米夫定，5年中58例逐年变异，随访观察的情况如下。

在359例病人中服用拉米夫定后1年的变异率达17%，2年变异率达40%，3年为55%，4年为67%，5年为69%。

病毒变异的病人存在5种表现形式：①所有变异者中50%～60%又重新出现大三阳，但只有2%的慢性乙型肝炎病人的病情复燃加重；33%的病人，其HBeAg仍保持阴性。②变异后不一定病情马上反复；59%的病人ALT仍保持在正常范围。③仅用泛昔洛韦或从未用过拉米夫定的病人也可发现病毒变异位点的情况。④变异者中约40%的肝功能（ALT或TBIL）重新出现异常；HBV－DNA水平比未变异者常升高；HBV－DNA水平反跳者，复制量经常可超过治前水平。⑤变异者仍服用拉米夫定时，对未变异的野毒株仍有效。但对已变异的病毒可产生耐药性；变异病毒则可出现明显复制。当停用拉米夫定半年以上，变异株的复制常竞争不过野毒株，因此重复使用拉米夫定时，对野毒株仍有效！

专家提示

拉米夫定产生耐药变异后，应在医生指导下，可加用阿德福韦酯；或可换用恩替卡韦0.5mg并联合使用阿德福伟；或换用替诺福韦酯。

175. 肝硬化病人采用阿德福韦酯抗病毒的特点如何？

阿德福韦酯（Adefovir）缩略词为ADV，是开环腺嘌呤磷酸核苷。其化学结构为：6-氨基嘌呤-9-乙氧基甲基磷酸，分子式为：$C_{20}H_{32}N_{50}P_{8}$。

乙肝肝硬化病人病情活动时常由于病毒复制。乙肝病毒复制时需要DNA多聚酶的供给，而阿德福韦酯为一种无3'端羟基的二特戊酰氧亚甲基脂：它能以其相似结构竞争乙肝病毒的DNA多聚酶，从而阻断乙肝病毒的合成、复制，达到抗病毒效果。

口服ADV后，可在第一时间清除病人血液中游离的DNA病毒；随后可使感染肝细胞内乙肝病毒水平呈缓慢下降。该药对乙肝病毒的抑制率与药物剂量密切相关。每日1次10mg，平均抑制率达80%；每日1次30mg，抑制率可达98%；但初期使用时，病人有虚弱无力、头痛、咽炎、流感样症状，也可有恶心、胃肠胀气、消化不良、腹泻等消化道症状，偶见有哮喘发生等；化验可见：淀粉酶、肌酸激酶上升，ALT、AST轻度上升，罕见糖尿和血尿等现象。另外，当用量每日≥30mg时，约2%的病人出现中度胃肠道症状，10%可出现罕见肾毒性，用药2年以上，要注意近曲小管线粒体的DNA出现损耗，药物积累所致的肾功能损伤。目前推荐每日用量为10mg。

专家提示

用ADV治疗HBeAg阴性的乙肝病人48周后，可使组织学改善率达64%，HBV-DNA转阴率达63%，ALT复常率达72%；ADV对HBeAg阴性或小三阳的病人疗效优于HBeAg阳性的肝炎肝硬化病人。

小贴士

阿德福韦酯变异：①ADV与免疫抑制药（激素、抗排异药）合用，易出现新变异。②ADV服药期间，饮酒者易发生变异。③病毒变异时，常可见病毒HBV-DNA复制量反弹；ALT水平升高。④变异位点都发生在HBV多聚酶上。多聚酶236位点出现天冬酰氨酸变成苏氨酸，即rtN236T变异；多聚酶181位点上的丙氨酸变成缬氨酸，即rtA181V变异。⑤总的来说ADV耐药变异的时间较晚，服药2年的变异率为1.8%（2/114例），但服药4年以上的变异率可达18%。

176. 对阿德福韦酯的用药有何经验？

（1）ADV主要用药对象是慢性乙肝或代偿期乙肝肝硬化病人；指征为病毒复制活跃，组织学活动期和ALT、AST持续波动升高的成年人。

（2）耐拉米夫定的病毒变异者适宜加用此药。

（3）对拉米夫定、α-干扰素治疗无应答或需要序贯治疗的慢性乙肝和肝硬化的病人有效。

（4）乙型肝炎后失代偿肝硬化需要等待肝移植或肝移植后，防止乙肝病毒再感染的病人可选用。

（5）对16岁以下儿童及66岁以上的老人用药安全性，尚在试验中。妊娠妇女暂不建议使用。

（6）ADV的最佳治疗疗程尚未确定。

（7）肾功能损害者一定要查肌酐清除率，当肌酐清除率每分钟≥50ml时，每24小时可用10mgADV；当肌酐清除率每分钟≤19ml时，72小时才能使用10mg ADV；血透者宜每7天口服ADV10mg。

（8）ADV停药后>25%的病人肝炎病毒计量要反跳，个别病人也可出现病情恶化。治疗前原有肝功能失代偿或肝硬化的病人，停药后病情恶化的比例高，甚至需要肝移植。

（9）对变异病毒单用ADV的抗病毒疗效产生较缓慢。

（10）用ADV之前已有多聚酶180位点发生变异的病人疗效不够满意。个别人使用拉米夫定加ADV 4个月以上仍不显效者应改用他药。

177. 乙肝肝硬化病人可用恩替卡韦抗病毒吗?

恩替卡韦是2005年3月份美国FDA批准使用于慢性乙肝病人抗病毒的有效药物。

恩替卡韦（Entecavir）缩略词ETV，是环氧羟碳脱氧鸟嘌呤核苷。口服代谢为三磷酸衍生物ETV-TP，即α'戊环脱氧鸟嘌呤核苷。靶位针对正常细胞的聚合酶的反转录酶，先阻断乙肝病毒负链复制，进而抑制正链合成，随后阻断HBV-DNA的装配。服药后的半衰期为14～15小时，平均对乙肝病毒DNA的抑制浓度为0.30mg/L，比等剂量拉米夫定的作用大10倍。

服恩替卡韦的病人应避免吃高脂、油腻的饮食。进食1次高脂餐饮后，可使该药的血药浓度下降一半，半衰期缩短3小时左右。该药原形从肾排出，肾功能不全会影响该药的排泄。服用0.5mg，每日1次时个别试验有排尿困难或腹泻等不良反应。

在与拉米夫定的对照研究中，无论在HBV-DNA转阴率、HBeAg消失率、HBeAg/HBeAb转换率，以及ALT的复常率5个方面都比拉米夫定更优，并认为对cccDNA也可能有直接抑制作用。

目前认为，对肝硬化代偿和失代偿者均可采用ETV治疗。剂量为每日0.5mg。

专家提示

细胞学实验发现：乙肝病毒YMDD变异株对恩替卡韦和拉米夫定存在交叉耐药反应。

178. 替诺福韦的治疗效果怎么样？

从2009年至2012年，美国四家医院纳入成人慢乙肝高水平HBV-DNA复制者275例，恩替卡韦（ETV）治疗216例，替诺福韦（TDF）治疗59例。观察发现，治疗半年后HBeAg阳性的乙肝患者，ETV一组达到完全病毒抑制的比例为11%，而TDF可达到18%；治疗12个月时，HBeAg（+）恩替卡韦组的临床治愈率为28%，而替诺福韦组可达到51%；治疗18个月时，原先HBeAg（+）的ETV治疗组的病毒去除效果达39%；而TDF组的HBeAg阳性者的病毒清除效果可达72%。

研究表明，未经核苷药物治疗的HBeAg阳性慢乙肝患者，替诺福韦酯在完全病毒抑制方面的效果优于恩替卡韦。但是在HBeAg 阴性的慢乙肝患者中，ETV和TDF在病毒抑制率上却无显著治疗差异。对有合并症，特别有肾功能不全的慢乙肝患者，则替诺福韦的不良反应率大于ETV。

179. 对于拉米夫定耐药患者，使用替诺福韦效果如何？

由于慢性乙型肝炎的难治性、进展性和复发性，目前核苷（酸）类药物并不能彻底清除患者体内的HBV，决定了抗病毒治疗的的长期性。随治疗时间的延长，病毒变异导致的耐药问题日显突出，由于拉米夫定上市较早，使用人群广泛，不良反应少，价格便宜，因此具有一定的市场，但由于不规范的使用等原因，尤其是在经济欠发达地区，致使拉米夫定耐药等后续难题反复出现。多种拉米夫定耐药挽救治疗方案被提出，经历了如序贯ADV、换用双倍剂量恩替卡韦、联合ADV等。替诺福韦的使用，为拉米夫定耐药患者的治疗提供了更好的治疗选择。欧盟委员会及美国FDA分别于2008年4月及2008年8月批准TDF在其所属地区用于乙型肝炎的抗病毒治疗，作为一线用药被首先推荐使用。多项研究结果提示替诺福韦对于慢性乙型肝炎、肝硬化患者具有长期的较好的疗效及安全性。研究结果显示TDF挽救治疗已发生拉米夫定、ADV等其他核苷（酸）类药物耐药患者，结果显示同样具有较好的抗病毒疗效，且不良反应小、患者耐受好。

180. 使用核苷类药物抗乙肝病毒有何优、缺点？

（1）共同优点：在减少乙肝病毒活动性复制方面的效果显著；病人耐受性良好，口服方便，较长时间服药的安全度较好，已拯救了大批病人，使肝炎，特别是肝硬化病人的生存期明显延长。

（2）共同缺点：①只对活动期慢性乙型肝炎、乙肝后肝硬化病例更有效；②对乙肝病毒的复制只能抑制，还不能杀灭；③远期疗效尚不够满意，特别是HBeAg的转阴及抗-HBe转换率的效果；④只要大三阳存在，停药复发率极高；⑤用药后产生变异只是多少和时间长短问题；⑥药物的毒性常随用药剂量的加大和用药时间的延长而增加；⑦国产药种类不多，药价昂贵；⑧各种核苷类药物的最佳疗程尚未肯定。

181. 为何要强调个性化治疗？

因为对肝病，特别是肝硬化的治疗效果与治疗对象的不同体质、免疫状态、病人性别、年龄、生活习俗、嗜好、有无嗜酒吸毒、社会职业，以及对经济负担（医药费用）的承受能力密切相关。感染不同基因型的乙肝病毒，对干扰素、核苷类药和其他中西药的应答有差异；病毒的变异也与疗效有关。另外，病人不同的用药过程，既往医生对病人中西药物选择是否合理正确；是否为特殊人群，以及治前病人的基础情况和当时病况特点，肝、脾基础好坏，全身是否有合并病症；治前ALT、AST水平，医生的决策是否真正抓住了病人主要矛盾等都与治疗成败相关。本书大量篇幅讲的都是共性问题，但治疗却是一个人，单独进行的。特别在当今对乙肝病毒尚无特效、长效、更低毒、更安全的抗病毒药和能杀灭cccDNA的药物问世之前，强调个性化治疗显得更加重要。

182. 病毒性肝炎后肝纤维化、肝硬化病人还应遵循哪些综合治疗原则？

（1）治疗肝纤维化、肝硬化，首先应排除其他病因，尽可能给予有效的抗病毒治疗。只有清除病毒后，才能有效阻断甚至逆转肝纤维化向肝硬化的发展。

对于慢性乙型肝炎或丙型肝炎引起的代偿性肝硬化，如果其病毒复制活跃，就一定要给予相应的抗病毒治疗；对于失代偿性肝硬化病人，应慎用或禁用α－干扰素等有可能加重肝功能损害的药物。

对于仍有活动性血吸虫病感染者，应给予有效的抗血吸虫治疗；对于酒精性肝硬化病人应责令其严格地戒酒；对于自身免疫性肝炎所致的肝硬化，如果仍有疾病活动，ALT>10倍正常上限或AST>5倍正常上限，同时做蛋白电泳其γ球蛋白>2倍正常上限者，应给予激素或激素加硫唑嘌呤治疗；对于原发性胆汁性肝硬化应及早给予大剂量的熊去氧胆酸（优思弗）治疗；对于肝豆状核变性所致的肝硬化病人应给予D青霉胺治疗。

（2）重视支持疗法，讲究食疗药膳。一个人患有肝硬化除找出诱因外，首先在对因治疗的同时，切勿忘掉每日3～4餐科学食疗的重要性。中国历来重视饮食对健体治病的意义，强调营养与免疫的临床意义，病人应充分认识到食药同源，辨证药膳食疗有保健养生、防治疾病的效果。

（3）针对肝纤维化和肝硬化的中西医结合治疗，如用小剂量γ干扰素与苦参素结合治疗肝纤维化有一定效果。有HBV－DNA复制的活动性肝硬化病人，使用拉米夫定加复方鳖甲软肝片，1年后，在肝组织纤维化方面，常随HBeAg/抗－HBe的血清转换而获得了明显减轻，延缓进程，甚至可使早期肝硬化出现逆转的现象。

（4）加强对症支持治疗和预防治疗各种并发病症（参考有关章节）。

专家提示

对肝硬化病人的治疗，要有全局观念。当医生获得较全面的循证资料后，就应给病人制订一个较系统、长远的治疗和定期随访的计划。

病人被肝硬化的诊断吓倒或麻痹大意、自作主张按广告宣传用药的做法，都是要吃大亏的和走弯路的。

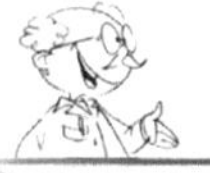

小贴士

采用核苷类药物（拉米夫定、阿德福韦酯、恩替卡韦、替诺福韦等）治疗的慢性乙型肝炎、早期肝硬化的病人，凡能有效抑制HBV－DNA复制，并在部分获得HBeAg/抗－HBe血清转换的病人中，治疗1年后，肝组织纤维化均有不同程度减轻，肝硬化的进程被延缓，并从病理上看到了早期肝硬化被逆转的前景。

第七部分

丙肝肝硬化的临床诊断和抗病毒治疗

183. 什么是丙型病毒性肝炎，其是如何传播的？

丙型病毒性肝炎是由感染了丙型肝炎病毒引起的肝脏炎症。人类对丙型肝炎病毒普遍易感，丙型肝炎的传染源主要是急、慢性患者和无症状的病毒携带者。主要通过肠道外途径传播，包括：①输血及血制品；②注射、针刺、器官移植、骨髓移植、血液透析；③生活密切接触；④性传播；⑤母婴传播。

184. 感染丙肝病毒进展为肝硬化的概率多大？

丙型肝炎慢性化率为50%～85%。丙肝抗体可终身存在。HCV感染进展多缓慢，感染后20年，儿童和年轻女性肝硬化发生率为2%～4%；中年因输血感染者18%～30%；单采血浆返输血细胞感染者为1.4%～2.5%；一般人群为5%～15%。

185. 丙型肝炎肝硬化的预后如何？

肝硬化是慢性丙型肝炎患者的主要死因。肝硬化发生失代偿年发生率为3%～4%。一旦发生肝硬化，10年生存率约为80% ，如出现失代偿，10年的生存率仅为25%。

186. 丙型肝炎肝硬化是如何分期的，各期的预后如何？

如今，肝硬化不应仅仅看做是一个单一的终末期疾病，而应看成是可以根据显著的临床症状进行分期的一组全身性疾病。肝硬化可看做一个动态的演变过程，根据预后主要分为以下几期。

1期——处于代偿阶段，尚未出现食管静脉曲张，1年病死率为1%左右。

2期——仍处于代偿阶段，但已出现食管静脉曲张，1年病死率为3%～4%。

3期——失代偿阶段，出现腹水，1年病死率为20%。

4期——失代偿阶段，食管－胃底曲张静脉破裂出血，1年病死率为57%。

5期——严重失代偿阶段，出现感染及肾功能障碍，1年病死率可达到67%。

187. 丙型肝炎肝硬化有哪些常见并发症？

（1）食管－胃底曲张静脉破裂出血：多突然发生呕血和黑粪，常为大量出血，引起出血性休克，可诱发肝性脑病。

（2）腹水：一般是因为肝硬化导致的低蛋白血症和门脉高压引起的。

（3）肝性脑病：是由于肝解毒能力明显减退和（或）门脉高压引起侧支循环导致出现异常分流，也是最常见的死亡原因。

（4）脾大、脾功能亢进：表现为脾增大，功能亢进，导致白细胞、血小板破坏增多，出现白细胞和血小板明显减少。

（5）电解质和酸碱平衡紊乱：低钠血症、低钾低氯血症、酸碱平衡紊乱。

（6）原发性肝细胞癌：是目前肝硬化最严重的并发症之一。

（7）肝－肾综合征：是指发生在严重肝病基础上的肾衰竭，肾本身并无器质性损害，故又称功能性肾衰竭。

188. 丙型肝炎肝硬化的治疗原则是什么？

肝硬化需要系统治疗，包括一般治疗、病因治疗、抗纤维化、抗炎、抗氧化和保肝治疗及针对并发症的治疗。

（1）一般治疗：充足的休息和适当的饮食对于肝细胞的再生恢复至关重要。

（2）病因治疗：丙肝肝硬化根据病情需要抗病毒治疗。

（3）抗纤维化治疗：在丙肝肝硬化，经IFN-α或核苷（酸）类似物抗病毒治疗后，从肝组织病理学可见纤维化甚至肝硬化有所减轻。因此，抗病毒治疗是抗纤维化治疗的基础。多个抗肝纤维化中成药方剂在实验和临床研究中显示一定疗效，但需要进一步进行大样本、随机、双盲临床试验，并重视肝组织学检查结果，以进一步验证其疗效。

（4）抗炎、抗氧化和保肝治疗：甘草酸制剂、还原型谷胱甘肽、S-腺苷蛋氨酸、水飞蓟宾制剂、多不饱和卵磷脂制剂以及双环醇等，有不同程度的抗炎、抗氧化、保护肝细胞膜及细胞器等作用，临床应用可改善肝生化学指标。

189. 丙型肝炎肝硬化怎么抗病毒治疗？

目前我国针对丙型肝炎病毒HCV的抗病毒治疗只批准了干扰素联合利巴韦林治疗，但因为肝硬化患者并发症多，代偿期患者可以在医生指导下抗病毒治疗，但失代偿期患者很少部分可以在医生密切指导下接受小剂量干扰素（IFN）及利巴韦林（RBV）的治疗。

国外已经批准了以索非布韦（Sofosbuvir）为代表的小分子直接抗病毒药物（DAA）在丙型肝炎肝硬化患者中的应用，根据报道，效果好，不良反应相对较少。

190. Sofosbuvir及其联合疗法，对丙肝抗病毒治疗疗效有何优势？

国外“UCLA”医学中心在慢性丙肝的治疗中，2014年选用以Sofosbuvir（SOF）为主的联合聚乙二醇干扰素（PegIFN）+利巴韦林（RBV）治疗12周，以及Boceprevir+PegIFN或Talaprevir+PegIFN+RBV治疗24～48周对丙肝基因1型进行治疗；SOF+RBV治疗24～48周对丙肝基因1型进行治疗；SOF+RBV治疗后12周与PegIFN/RBV治疗24～48周对基因2型组进行比较；SOF+RBV治疗24周与PegIFN/RBV治疗24～48周对基因3型丙肝患者进行治疗；对基因4型患者，使用SOF+PegIFN/RBV治疗相比较。

结果发现，接受SOF治疗的患者与未接受SOF治疗的患者相比，肝病并发症的发生率降低至少30%；对基因1型丙肝的治疗，含SOF的联合组不仅疗程短，而且肝病并发症的发生率较其他二组降低31%～78%；在基因2型两组中，含SOF组的并发症降低93%；对基因3型组的治疗，SOF组的并发症降低接近87%；对基因4型组的患者，SOF组的并发症减少了76%。研究表明，以Sofosbuvir 为基础的联合治疗，不仅有较好的疗效，并发症少，消费亦相对较小。

191. 小分子直接抗病毒药物(DAA)在中国的进展怎样?

在中国尚无（DAA）上市，但已开展两项Ⅲ期临床试验，分别为SMV联合IFN（干扰素)+RBV（利巴韦林）治疗丙肝病毒基因分型为1型初治患者，以及DCV联合asunaprevir（ASV，NS3蛋白酶抑制药）治疗不能耐受的丙肝病毒基因分型为1型患者，后者在日本的研究数据显示其持续病毒应答（SVR）高达80%以上。

192. 目前国外批准上市的小分子直接抗病毒药物都有哪些?其具体结构是怎样的?

目前已经或预期批准的药物，主要如下。①索非布韦（Sofosbuvir，SOF)：HCV-RNA依赖的RNA聚合酶核苷酸类似物抑制药，是首个获批的泛基因抗病毒药物，被誉为丙肝治疗的“超级重磅炸弹”。②Simeprevir（SMV)：第2代非结构蛋白（NS）3/4A抑制药用于治疗HCV基因分型（GT）1和4型HCV感染。③Daclatasvir（DCV)：NS5A抑制药，对GT 1、GT 2和GT 3型HCV感染有效，更有可能用于无干扰素（IFN）方案。DAAs在设计上直接靶向丙型肝炎病毒（HCV）蛋白，部分为非结构蛋白。其中HCV的蛋白包括核心蛋白区（C)、包膜蛋白区（E1、E2/NS1)、非结构蛋白区（NS2、NS3、NS4、NS5)。核心蛋白区主要与核酸结合组成核衣壳，包膜蛋白为病毒外壳组成成分，可能含有与肝细胞结合的表位，推测其可刺激机体产生保护性抗体。NS3蛋白具有强免疫原性，可刺激机体产生抗体，在临床诊断上具有重要价值。NS5区为依赖RNA的RNA多聚酶，在病毒复制中起重要的作用。

193. 小分子直接抗病毒药物抗病毒方案的依据是什么?

最新的小分子直接抗病毒药物抗病毒方案为欧洲肝病协会在2014年提出的，

主要基于目前DAAs药物临床实验研究数据，为所有初治及经治慢丙肝患者提供了众多治疗方案选择，主要分为以IFN/RBV（干扰素/利巴韦林）为基础的方案和无IFN（干扰素）方案两类。其方案选择基于丙肝的基因分型/亚型、肝纤维化程度、既往治疗应答情况以及是否存在DAAs相关氨基酸多态性。另外，IFN及RBV（干扰素及利巴韦林为例）耐受与否也是方案选择要考虑的因素。

194. 丙肝的基因分型及亚型都有哪些？中国的具体分型情况怎样？

目前全球HCV至少可分为6种基因型，超过100种基因亚型，基因型和亚型分别以阿拉伯数字和小写英文字母表示。中国大陆地区至少存在4种HCV基因型（1、2、3型和6型）以及7种基因亚型（1a、1b、2a、3a、3b、6a和6b亚型）。

195. 小分子直接抗病毒药物具体的抗病毒方案是怎样的？

小分子直接抗病毒药物具体的抗病毒方案主要依据丙肝基因分型（GT）的不同而有所不同，我们分不同的基因型来看。

（1）GT1、4型：一般来说，GT1、4型为难治型慢性丙型肝炎（CHC），我国常见GT1型多为1b亚型，GT4型常见于埃及和其他阿拉伯国家，其疗效同GT1型CHC，故治疗方案、注意事项及监测均大致相同。可供选择的治疗方案有6种（表7-1）：前3种以IFN/RBV（干扰素/利巴韦林）为基础，分别在IFN/RBV基础上加用索非布韦（Sofosbuvir，SOF）、Simeprevir（SMV）及Daclatasvir（DCV）的三联治疗方案；另3种是无IFN方案，即为两种DAAs药物联合或不联合RBV治疗。在不考虑经济问题的前提下，最有效的二联治疗方案是Peg-IFNα（聚乙二醇干扰素α）+RBV+SOF，无IFN方案中最有吸引力的可能是SOF加SMV或DCV（联合或不联合RBV）。

①方案1：Peg-IFNα+RBV（表7-1）（患者体重<75kg者剂量为每日1000mg，体重≥75kg者剂量为每日1200mg，RBV剂量在所有方案中一致不再赘述）联合SOF（每日400mg）治疗12周。该方案用于初治患者的持续应答（SVR）率为89%，其中1a亚型的SVR率为92%，1b亚型为82%，4型为96%，无肝硬化患者

表7-1 丙型肝炎病毒基因1、4型的治疗方案

方案选择	疗程(周)	持续应答率(%)	备 注
以IFN+RBV为基础的治疗方案			
(1)Peg-IFNα+RBV+SOF	12	89	首选方案
(2)Peg-IFNα+RBV+SMV	24～48	84～85(初治)	疗效与基因1亚型有关
		77～89(复发)	
		48～86(既往部分应答)	
		38～59(既往无应答)	
(3)Peg-IFNα+RBV+DCV	24	58～87	疗效与基因1亚型有关
无IFN方案			
(4)SOF+SMV加(或)不加RBV	12	93～100	无IFN方案的首选
(5)SOF+DCV加(或)不加RBV	12～24	95～100	无IFN方案的首选
(6)SOF+RBV	24	68	无IFN方案的首选

的SVR显著高于肝硬化患者（92%对比80%）。该方案为首选的基于IFN+RBV的治疗方案，但用于治疗初治无应答或是复发的GTlb型CHC患者目前尚无循证医学依据。

②方案2：Peg-IFNα+RBV+SMV（每日150mg）治疗。研究表明，SMV三联治疗在GT1型初治及经治复发患者中疗效显著高于单用标准方案。但应用该治疗方案有几个值得注意的地方：a.GTla亚型的CHC患者治疗基线时通过直接测序方法检测到NS3蛋白酶序列Q80K替代物阳性者，不采用该联合方案，因为研究显示GTlb型CHC患者SVR为85%，GT 1a亚型Q80K替代物阴性者SVR为84%，而阳性者仅为58%，而GT4型初治患者SVR为89%。b.患者基线纤维化程度明显影响SVR：肝活检评分系统（METAVIR）纤维化（F）0-2级患者的SVR为84%，F3级为73%，F4级仅为60%。c.所有患者前12周均为三联治疗，GT 1型初治及复发患者（包括肝纤维化）继续Peg-IFNα+RBV治疗至24周，GT 1型既往部分应答或是无应答患者（包括肝纤维化）以及GT 4型患者需要Peg-IFNα+RBV治疗至48周。研究显示，1b亚型复发患者再治疗SVR为70%，la亚型Q80K替代物阴性者SVR为78%，而阳性者仅为47%；既往部分应答患者再治疗SVR为69.7%，无应答患者为43.6%；而对于GT4型患者，复发患者SVR为86%，既往部分应答SVR率为100%，无应答患者为75%。d.治疗期间监测HCV-RNA水平调整治疗方案，若4周、12周或是24周HCV-RNA≥25U/ml需要立即停止治疗。

③方案3：Peg-IFNα+RBV+DCV（每日60mg）治疗24周。该治疗方案仅用于GT 4型和1b亚型患者，1a亚型者目前尚无循证医学证据。该方案治疗初治GT 4型SVR为100%，1b亚型SVR为87%，而la患者仅为58%。所有患者前12周均为三联

治疗，4周HCV-RNA≥25U/ml以及10周HCV-RNA仍可检出者继续三联药物至24周，而4周HCV-RNA<25U/ml以及10周HCV-RNA低于检测限者则继续应用Peg-IFNα+RBV至24周。

SOF联合SMV或DCV是无IFN的首选方案，是否联合RBV取决于患者既往治疗应答情况（复发、部分应答或是无应答)。

④方案4：SOF（每日400mg）联合SMV（每日150mg）治疗12周。既往无应答患者（伴或不伴有肝纤维化）建议加用RBV。研究显示该方案用于治疗既往无应答F0-F1患者SVR分别为96%和93%（加或不加RBV)，而既往无应答F3-F4患者SVR分别为100%和93%（加或不加RBV)，初治的F3-F4患者SVR为100%，加用RBV差异也无统计学意义。GTla亚型患者如若采用该方案，需检测是否存在Q80K阳性。

⑤方案5：SOF（每日400mg）联合DCV（每日60mg）治疗，初治患者12周，复治患者24周。研究显示前者SVR为98%，且基因亚型（1a/1b）间无显著差异。后者（无应答且伴有肝硬化）治疗24周的SVR分别为100%和95%（加或不加RBV)，故指南仍推荐对既往治疗无应答的患者（伴或不伴有肝纤维化）加用RBV。

⑥方案6：在没有SMV或DCV的情况下，仍然可以选择SOF（每日400mg）联合RBV24周，该方案是无IFN方案中的次要选择。初治GT1型患者的SVR仅为68%，而经治患者治疗12周的SVR仅为10%。

（2）GT2、3、5、6型：相对于GT1型和4型，其他GT型（2、3及5、6型）治疗疗效较好，即使在无DAAs的情况下采用标准方案疗效，仍然可被接受。而GT2型尤其是无肝硬化患者采用无IFN方案也能获得较高的SVR（持续病毒应答)。具体方案见表7-2。

表7-2　丙型肝炎病毒基因2、3、5、6型的治疗方案

基因型	方案选择	疗程(周)	持续应答率(%)	备　注
2	RBV+SOF	12～20	93～97	无IFN方案首选
3	Peg-IFNα+RBV+SOF	12	83～90	首选
	RBV+SOF	24	60～94	无IFN方案作为次要选择且疗程延长
	SOF+DCV	12～24	89	适用于同时不耐受IFN和RBV的患者，尤其是RBV相关贫血
5、6	Peg-IFNα+RBV+SOF	12	100	循证医学证据极少

①GT2型：GT2型CHC患者最值得推荐的治疗方案是无IFN方案：SOF（每日400mg）联合RBV12周，对于有肝纤维化，尤其是经治失败患者建议延长疗程至16周或20周。

研究显示，初治患者治疗12周SVR达到95%，其中无肝纤维化患者升至97%，肝纤维化患者延长疗程至16周，SVR从60%上升至93%。但是对于既往曾予以标准方案治疗失败的患者，尤其是伴有肝纤维化者若是继续SOF联合RBV治疗16周，SVR为73%。故建议Peg-IFNα+RBV+SOF治疗12周，SVR可达到96%。

②GT3型：虽然GT2型和GT3型都被认为是治疗效果相对较好的类型，但较之于GT2型，GT3型患者相对疗效欠佳。故最值得推荐的治疗方案是以IFN为基础的三联治疗（同基因1/4型首要推荐方案）：Peg-IFNα+RBV+SOF治疗12周，其SVR为90%，即使存在肝硬化，其SVR仍高达83%。次要推荐方案与GT2型的无IFN方案一致但疗效延长至24周：SOF联合RBV24周，初治无肝纤维化患者SVR可达到94%，初治肝纤维化者为92%，经治无肝纤维患者的SVR为87%，经治肝纤维化患者的SVR为60%。由此可见GT3型若采用无IFN方案，需要通过延长疗程才能获得与GT2型一致的疗效。

对于存在RBV相关贫血患者而言，无IFN方案中推荐SOF（每日400mg）联合DCV（每日60mg）治疗初治患者12周，复治患者24周。体内外试验均显示DCV对于治疗基因3型CHC有效，上述方案治疗初治患者SVR可达89%。

③GT5、6型：我国南方地区以及东南亚地区存在GT5、6型CHC患者，最佳治疗方案尚不清楚。尽管在NEUTRINO Ⅲ期研究中，1例GT5型和6例GT6型患者予SOF联合Peg-IFN、RBV治疗均获得SVR，因由于例数较少推荐等级为B1；对于不耐受患者，无IFN方案同GT3型，但目前无相关文献支持，故建议等级为C2。

196. 小分子直接抗病毒药物抗病毒治疗过程中是否需要疗效的监测，如果需要，需要监测什么指标？

在治疗过程中需要进行疗效监测。接受任一种三联治疗12周或24周的患者均应在基线、4周、12周（或24周）及治疗结束后12周或24周检测HCV-RNA；应用无IFN方案治疗的患者应在基线、2周（依从性评估）、4周、12周或24周（治疗结束），治疗结束后12周或24周检测HCV-RNA；并且上述所有评估时间节点都应采用HCV-RNA水平检测下限<15U/ml的实时PCR方法。

DAAs联合治疗增加了终止（无效）原则。这是基于HCV-RNA病毒，其快速复制且聚合酶缺乏校正活性，病毒基因组会产生病毒突变株，在治疗前即会产生对DAAs不敏感的原发突变株，而治疗过程中病毒学突破或者无应答的患者也会出现病毒突变株，从而影响抗病毒疗效。故使用DAAs药物若HCV-RNA不能快速被抑制，则应该采用终止原则，停用DAAs药物，避免后续药物再使用出现交叉耐药。该原则适用于所有三联治疗，若第4周、12周或24周检测HCV-RNA均≥25U/ml，应终止治疗。

应用Peg-IFNα（聚乙二醇干扰素α）+RBV（利巴韦林）治疗的患者，每次复诊时应进行临床安全性的评估。治疗第2周和第4周以及间隔4周需要评估IFN和RBV相关不良反应（如外周血细胞减少等）。SOF治疗的患者应定期监测肾功能，SMV治疗的患者或可出现皮疹和胆红素升高的不良反应。

197. 对于代偿期肝硬化、有肝移植适应证的患者（失代偿期肝硬化及肝癌）及特殊人群在小分子直接抗病毒药物抗病毒治疗时需要特别注意什么吗？

（1）若无治疗禁忌证，均应抗病毒治疗，且首选无IFN方案。

（2）首先推荐在有经验的中心密切监测下采用RBV联合SOF治疗。

（3）HCV合并人类免疫缺陷病毒（HIV）或乙肝病毒（HBV）感染者，治疗适应证与单独HCV感染者相同，治疗方案与无HIV或HBV合并者相同。

（4）血液透析及有血红蛋白疾病的患者最好不采用有RBV的方案。

198. 丙型肝炎肝硬化合并腹水如何治疗？

治疗肝硬化腹水的关键，是饮食限制钠盐和口服利尿药。每天摄入钠，应该限定在每日2000mg（每日88mmol），大多数肝硬化腹水患者不必限水。利尿药的使用是肝硬化腹水治疗的重要手段，指南推荐一线治疗用药为螺内酯（安体舒通）和（或）呋塞米（速尿）联合应用，比例为螺内酯∶呋塞米=100mg∶40mg。通常情况下螺内酯最大剂量每日400mg，呋塞米为每日160mg。对于未行肝移植的顽固性腹水患者，可以反复穿刺放腹水及输注人血白蛋白，这也是顽固性腹水一线治疗方案。上述治疗效果仍不佳者，需要考虑TIPSS治疗或者肝移植。

199. 丙型肝炎肝硬化合并食管静脉曲张破裂出血如何治疗？

（1）综合治疗：对中等及大量出血的早期治疗措施主要是纠正低血容量性休克、止血、防止胃肠道出血相关并发症、监测生命体征和尿量。

（2）内镜下治疗措施：内镜治疗的目的是控制急性食管静脉曲张出血，并尽可能使静脉曲张消失或减轻以防止其再出血。

（3）介入治疗：包括经颈静脉肝内门-体静脉支架分流术（TIPS）和其他介入疗法。经球囊导管阻塞下逆行闭塞静脉曲张术（BORTO）、脾动脉栓塞术、经皮经肝曲张静脉栓塞术（PTVE）等。

（4）外科手术治疗肝硬化门静脉高压曲张静脉破裂出血。

200. 丙型肝炎肝硬化合并肝性脑病的治疗原则是什么？

肝性脑病是肝病患者主要死亡原因之一，早期识别、及时治疗是改善其预后的关键。轻微型肝性脑病患者常有生活质量和工作效率下降，因此应积极筛查和防治轻微型肝性脑病。由于肝性脑病/轻微型肝性脑病的发病是多种因素综合作用的结果，故应从多个环节采取综合性治疗措施。主要有以下原则：①寻找和去除诱因；②减少来自肠道有害物质（如氨等）的产生和吸收；③适当的营养支持及维持水电解质平衡。

201. 丙型肝炎肝硬化合并脾大、脾功能亢进如何治疗？

肝硬化脾功能亢进的始动因素是门脉高压和肝功能严重减退，虽然治疗肝硬化性脾亢的选择手段不少，但除了肝移植是针对原发肝病的根治性治疗外，其余的治疗手段只是针对脾功能亢进的姑息性治疗。在姑息性治疗中，目前临床应用最多的仍是脾部分栓塞术和脾切除术，但其有一定的适应证和并发症。药物治疗虽然可以有效地纠正血细胞减少，但其作用时间较短，不能从根本上解决脾亢问题。

第八部分

非感染性肝硬化

202. 什么是自身免疫性肝病?

自身免疫性肝病是一组由于自身免疫异常导致的肝脏疾病，包括原发性胆汁性肝硬化（primary billiary cirrhosis，PBC）、自身免疫性肝炎（autoimmune hepatitis，AIH）、原发性硬化性胆管炎以及其他自身免疫病导致的肝受累等。

203. 原发性胆汁性肝硬化是一种什么样的疾病?

原发性胆汁性肝硬化（primary billiary cirrhosis，PBC）是一种自身免疫性肝脏疾病，好发于50岁以上女性，是由于肝内小叶间胆管肉芽肿炎症导致小胆管破坏、胆汁淤积，最终出现纤维化、肝硬化甚至肝衰竭。

204. 原发性胆汁性肝硬化的临床表现是什么?

有48%～60%的患者开始可能没有症状表现，常见的症状为乏力、皮肤瘙痒、门静脉高压、骨质疏松、黄疸、脂溶性维生素缺乏、复发性无症状尿路感染等。此外，尚可伴有其他自身免疫病，如系统性硬化、自身免疫性甲状腺炎等。

205. 原发性胆汁性肝硬化的辅助检查有哪些?

（1）生化检查：血清碱性磷酸酶和γ－谷氨酰转肽酶升高是PBC最常见的生化异常。

（2）胆管影像学检查：常用超声检查。

（3）自身抗体：血清AMA阳性是诊断PBC的重要免疫指标。

（4）免疫球蛋白：PBC患者免疫球蛋白的升高以IgM为主。

（5）肝活检：如诊断依据不足，必要时可行肝穿刺活检。

血清AMA阳性；ALP酶升高超过6个月；肝组织病理提示或支持PBC。一般符合2条标准即可确诊。

206. 原发性胆汁性肝硬化应如何治疗？熊去氧胆酸（UDCA）的治疗剂量是什么？

熊去氧胆酸（UDCA）是目前唯一被认证的对于治疗原发性胆汁性肝硬化有效的药物，可全面改善胆汁淤积的血清生化指标，延缓患者需要进行肝移植的时间，对于治疗后有生化应答的患者可能延长患者的寿命。对ALP升高的PBC患者应给予熊去氧胆酸治疗，治疗剂量为每日13～15mg/kg，分次或1次顿服。

207. 什么是自身免疫性肝炎？一般治疗方案如何？

自身免疫性肝炎（autoimmune hepatitis，AIH）是以血清转氨酶升高、循环中存在自身抗体、高γ-球蛋白血症、肝组织学特征性改变（界面性肝炎、汇管区淋巴浆细胞浸润和玫瑰花结样变）以及对免疫抑制治疗应答为特点的疾病，自身免疫性肝炎如未能及时控制，最终可发展为肝硬化。

应用免疫抑制药可改善自身免疫性肝炎的生化指标及组织学，从而延缓病情进展并提高生存率，有效率可达80%～90%。目前常选用单独应用泼尼松（龙）或泼尼松（龙）联合硫唑嘌呤治疗。

208. 什么是原发性硬化性胆管炎？如何治疗？

原发性硬化性胆管炎（primary sclerosing cholangitis，PSC）是慢性胆汁淤积性疾病，其特征为肝内外胆管炎症和纤维化，进而导致多灶性胆管狭窄。大多数患者最终发展为肝硬化、门静脉高压和肝功能失代偿。

目前尚无治疗PSC的有效药物。治疗的主要目标为PSC的相关并发症，包括脂溶性维生素缺乏、骨质疏松、大胆管狭窄、胆管癌。UDCA可以改善PSC的生化指标，但对于死亡率及肝移植率无改善。肝移植是终末期PSC唯一有效的治疗手段。

209. 什么是酒精性肝病？临床怎么分型？

酒精性肝病是由于长期大量饮酒导致的肝脏疾病。初期通常表现为脂肪肝，进而可发展成酒精性肝炎、肝纤维化和肝硬化；严重酗酒时可诱发广泛肝细胞坏死甚至肝衰竭。该病是我国的常见肝脏疾病之一，严重危害人民健康。其临床分型如下。

（1）轻症酒精性肝病：肝脏生物化学指标、影像学和组织病理学检查基本正常或轻微异常。

（2）酒精性脂肪肝：影像学诊断符合脂肪肝标准，血清ALT、AST或GGT可轻微异常。

（3）酒精性肝炎：是短期内肝细胞大量坏死引起的一组临床病理综合征，可发生于有或无肝硬化的基础上，主要表现为血清ALT、AST升高和血清TBil明显增高，可伴有发热、外周血中性粒细胞升高。（重症）酒精性肝炎是指酒精性肝炎患者出现肝衰竭的表现，如凝血机制障碍、黄疸、肝性脑病、急性肾功能衰竭、上消化道出血等，常伴有内毒素血症。

（4）酒精性肝硬化：有肝硬化的临床表现和血生物化学指标的改变。

210. 如何从饮酒史上判断是否存在酒精性肝病的风险？

一般饮酒史超过5年，折合乙醇量男性每日>40g，女性每日>20g，或2周内有大量饮酒史，折合乙醇量每日>80g。但应注意性别、遗传易感性等因素的影响。

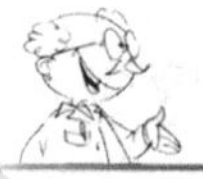

小贴士

戒酒是治疗酒精性肝病的最重要的措施，戒酒过程中应注意防治戒断综合征；改善酒精性肝病所致的继发性营养不良；对症治疗酒精性肝硬化及其并发症。

211. 什么是肝豆状核变性？

肝豆状核变性（hepatolenticular degeneration，HLD），又名Wilson病（Wilson’s diseases，WD），是一种常染色体隐性遗传的铜代谢障碍疾病，其病因为由于患者体内缺乏血浆铜蓝蛋白，不能和铜结合，以致大量铜沉积在肝、脑、肾、角膜等处，造成铜代谢障碍并引起一系列内脏功能和组织上的损害，引起进行性加重的肝硬化、锥体外系症状、精神症状、肾损害及角膜色素（Kayser-Flischer，K-F）环等，各年龄段均可发病，多见于青少年。

212. 肝豆状核变性如何治疗？

该病一旦被诊断，便需要开始终身服用药物治疗。该病治疗基于应用铜螯合剂促进铜从体内排泄或应用锌制剂减少铜的吸收。临床资料和多年的经验显示，青霉胺是作为铜螯合剂治疗的首选。但是对于用药后出现不良反应和神经症状恶化的患者，可选用曲恩汀，其耐受性良好，可作为一种有效且安全的初始治疗的替代药物。有神经症状的患者，锌剂可作为一线用药发挥一定作用。对无症状患者以及已使用铜螯合剂出现神经症状的处于维持治疗者可用锌剂治疗。如果使用锌治疗，应严密监测转氨酶水平，如果这些生化指标升高，则需调整治疗剂量。患者应避免摄入含铜量高的食物和水，尤其在开始治疗的第1年内。经螯合剂治疗无效的肝硬化失代偿期患者应考虑肝移植。

第九部分

防治肝硬化的中医辨证治疗与保健食疗

213. 中医学认为肝硬化的病因有哪些？

首先认为肝硬化来源于时疫加上水湿停聚，内阻中焦，使脾胃运化失常，湿壅肝胆，肝气郁而胁痛，胆气郁结则胆溢为疸；日久则气血凝滞，脉络淤阻；由于气、血、痰、湿，聚而成积，积块渐大，气壅更甚，水湿成臌胀。临床表现为胁痛、黄疸、积块、臌胀等征象。

其次是嗜酒过度，使酒湿之浊气，蕴于中焦，气血郁滞脉络不通，本病乃成。久饮伤耗脾胃之阳，渐以水液积聚，遂成水臌。

又有蛊毒所致之说。因捕鱼摸蟹，耕田插秧，在虫蛊疫区游泳、洗澡，感而染病；晚期内伤肝脾，阻络成瘀，清浊相混，升降失常，使水毒气结聚于内，渐而形成腹部水肿膨胀。

还因饮食不洁、营养不济、生冷不忌，则使虫污浊秽、毒邪痰湿，挟滞中焦，气血郁阻，脉络壅塞，大聚乃超，助邪变膨。

另有脏腑传变之说。如心病血失运行，气随血郁，气血瘀阻，因致症积，使为膨胀。又如肺邪郁着，气不舒津，肝失条达，气滞血瘀邪聚结实，是为癥积；久则水气不化，隧道不通，臌胀乃成。

其他病因是疲劳神伤，情志不振，思虑过度，易致气血郁滞，助邪成积成臌。

专家提示

肝硬化的实质是：“脾胃虚，肝胆瘀”。病起邪毒为主，各期病机不一，传变多端，由气血痰湿、寒热虚实，蛊毒水液转化结聚为“瘀”。

小贴士

西医学常把肝硬化的病因分为肝炎后肝硬化、酒精中毒性肝硬化、血吸虫病肝硬化、胆汁淤积性肝硬化、心源性肝硬化、代谢性肝硬化、梅毒性肝硬化、原因不明的肝硬化八大病因。而中医学主要根据不同病因肝硬化的各个阶段，根据各类型证候的表现不同，常把肝硬化以证候的名称来命名，并给予辨证施治。自古以来，中医学的“胁痛”“腹胀”“黄疸”“癥积”“癖块”“痃癖”“臌胀”“单腹水”“单腹胀”“蜘蛛臌”“水臌”“石水”“肝水”“膨”等症候名称都属于肝硬化的内涵。

214. 早期肝硬化实证如何辨证用药？

肝硬化初期最多见肝郁气滞，胁痛走窜，胸腹闷满，苔薄脉弦。宜采用疏肝理气之法。常用柴胡疏肝散。《景岳全书》中的柴胡疏肝散组方：柴胡、枳壳、芍药、炙甘草、川芎、香附、陈皮。

亦常可见肝郁脾虚：除肝气滞、胁肋痛、胸脘闷外，兼有乏力；纳呆、面白、便溏等表现；舌质淡、苔薄，脉弦滑。宜用疏肝健脾法。常用柴胡疏肝（上方）加四君子汤。《太平惠民和剂局方》中四君子汤组方为人参、白术、茯苓、炙甘草。

湿邪困脾者：胁痛，肢困乏力，纳呆恶心，舌苔黄腻，脉滑弦数。须用清热化湿之剂。用胃苓汤组方加味。在《丹溪心法》上介绍胃苓汤组方为：苍术、厚朴、陈皮、甘草、生姜、大枣、桂枝、白术、泽泻、茯苓、猪苓。有轻度黄疸者，加茵陈；大便燥结者可用大黄。

脾郁寒湿者：症见纳呆，便溏、口淡乏味，肢凉畏寒，喜热恶寒，苔滞腻厚白，脉沉小滑。可用芳香化湿，以藿香正气散主治。《和剂局方》示藿香正气散组方为：藿香、苏叶、大腹皮、茯苓、半夏曲、白术、桔梗、橘皮、白芷、厚朴、甘草11味药；也可采用苦温利湿的藿朴夏苓汤主治。《医原》载：藿香、半夏、杏仁、赤茯苓、薏苡仁、白蔻仁、猪苓、泽泻、豆豉、厚朴10味药为藿朴夏苓汤。也可变通采用三仁汤治之。《温病条辨》中三仁汤组方为：杏仁、生薏苡仁、白蔻仁、竹叶、甘草、厚朴、通草、滑石、半夏。

热毒内蕴者心烦气躁、口臭口苦、发热便结口渴喜凉、苔厚腻、舌质红、脉弦数，宜用清热解毒的栀子金花汤治之。《医方集解》中栀子金花汤组方为：山栀子、黄连、黄芩、黄柏、大黄五味药。

专家提示

早期肝硬化，门静脉不宽，脾不大，B超仅见索条而无结节者，积极清除病毒及病原后，病理形态有可能逆转。医者除选好抗病毒时机外，配合的中药一定要正确辨证施治。

小贴士

肝硬化中医辨证要点

肝硬化病因复杂，迁延不愈，证候多变，尽管其本质是正虚邪实，但病程中表现有所偏重，因此，辨证的首要之点，是辨别虚实；辨证要点之二，辨清为气、为血、为水湿、为火热、为风痰，在各阶段也不尽相同；辨证要点之三，是辨清在脏在腑、是寒是热的变化。

215. 早期肝硬化虚证如何辨证用药？

早期肝硬化的虚证主要有：脾虚、肝阳不足和肝阴不足三证。

脾虚常表现为：消化不良，纳呆脘闷，嗳气、乏力、面色㿠白，便溏，苔薄白，脉虚弱。可采用健脾胃的六君子汤。《医学正传》中的六君子是指党参、白术、云茯苓、炙甘草、陈皮、半夏六味药。

肝阳不足表现为：气虚胀满闷滞，疝气，少腹痛，肢凉，阴囊收缩，受寒则甚，得热而缓，舌滑润、苔白，脉沉弦或迟。治以温补肝肾，用暖肝煎。《景岳全书》中暖肝煎组方是肉桂、小茴香、茯苓、乌药、枸杞子、当归、沉香、生姜八味药。在临床中，此证相对少见。

肝阴不足表现为：头目昏眩欲晕倒，脑袋昏沉而胀痛，耳鸣耳聋，筋悸眼跳、肌肉抽搐。治以养益肝肾，可用一贯煎。《柳州医话》中一贯煎六味药组方为沙参、麦冬、生地黄、枸杞子、当归、川楝子。

专家提示

服药期间不得擅自加服某些中西药或补品，以免药物间不良反应的发生。

216. 肝硬化中期如何辨别实证与虚证？

肝硬化进入中期，实证主要表现为气滞血瘀；虚证则多表现为血虚兼瘀或肝肾阴虚。

实证气滞血瘀的征象都有胸胁胀满，走窜疼痛，右胁痞块常有刺痛，拒绝触按，舌质紫暗或见瘀斑，脉细而涩。

虚证表现为血虚兼瘀者可见面色暗，舌质淡，爪甲发白，头晕眼花，心悸失眠，手足发麻，痞块刺痛，肌肤甲错，舌淡但可见紫暗或瘀斑，脉细涩。

虚证表现为肝肾阴虚者可见肝硬化初期的肝阴不足诸证外，并见少寐健忘，腰酸腿软，梦遗滑精，阳痿，口干且舌红少苔，脉细无力。

专家提示

率先倡导中西药联用的医家大师张锡纯认为："若遇难治之证，以西药治其标，以中药治其本。则奏效必捷。……"现代医生应学会采用中西合璧的两套办法，互补中西医药之短长，获得协同增效的成果。

217. 中期肝硬化如何辨证用药？

（1）中期肝硬化有实证者，常用复元活血汤以化瘀通络。在《医学发明》一书中刊载的复元活血汤共8味药。柴胡、瓜蒌根、当归、桃仁、红花、甘草、穿山甲、大黄。

（2）中期肝硬化虚证见血虚兼瘀者，应选用桃红四物汤加三甲以养血行瘀。《医宗金鉴》中桃红四物汤，即桃仁、红花、白芍、当归、川芎、熟地黄；三甲指鳖甲、穿山甲、牡蛎。

（3）中期肝硬化见肝肾阴虚者，常用一贯煎和知柏地黄丸以养益肝肾。一贯煎：《柳州医话》原载组方为沙参、麦冬、生地黄、枸杞子、当归、川楝子；知柏地黄汤：《症因脉治》中载组方为：熟地黄、山药、牡丹皮、泽泻、山茱萸、知母、黄柏、茯苓。

218. 肝硬化晚期如何辨证疾病的虚实？

晚期肝硬化除有气滞血瘀中期实证、虚证的所有表现外，就诊时主要以臌胀为主，其证候见腹部肿大，初按柔软，渐则坚硬，可有青筋暴露，脐心突起，面黧黑，肢消瘦或两目发黄，胸颈红丝赤缕，肌肤甲错，纳呆进食即胀，或有衄血，牙龈自发出血等。

（1）实证：常见下列四种征象。①气滞水裹：病人胸胁闷满撑胀，畏食少进，嗳气不爽，溲短尿少，腹大按之不坚，苔白腻，脉弦而滑。②寒湿困脾：腹大胀满如囊裹水，胸闷腹满得热则缓，精神困倦，怯寒懒动，溲短便溏，口干不思饮，苔白脉滑缓。③湿热蕴结：腹大坚满，脘胀撑急疼痛，烦热口苦，渴不欲饮，尿赤而短，或则身目见黄，苔黄腻厚或灰褐，脉弦滑数。④血瘀肝脾：腹大坚满，胁胀攻痛，青筋暴露，面色黧黑，头颈血痣，赤缕红丝，掌赤唇紫褐，口渴不欲饮，舌紫脉细涩。

（2）虚证：常见以下两种情况。①脾肾阳虚：腹胀大入暮更甚，脘闷纳呆，神疲祛寒肤冷，尿少肢水肿，阴囊肿，舌苔薄脉沉细而弦。②脾肾阴虚：腹大胀满，尿少，面晦心烦，衄血，口干舌燥，舌红绛少津，脉细弦数。

专家提示

肝硬化的实质是正虚邪实，但辨证要注意三大要点：一要辨病之气、血、水湿，以及各阶段之火热、风痰；二要辨病在脏在腑；三要辨病情有寒、热之变。

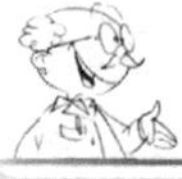

小贴士

张山川大夫采用健脾利水、和肝活血的治则，治疗肝硬化腹水病人31例，并用西药保肝、间歇和冲击利尿法取得了67.74%的显效率。其基本方是：炒白术30g，生黄芪15g，茯苓、泽泻、大腹皮、赤芍、白芍各10g，青皮、陈皮各5g，紫丹参30g。加减原则：湿重者去黄芪，加苍术、厚朴各6g；黄疸者，去黄芪，加茵陈30g、土茯苓15g；脾虚者加炒党参12g，炒白术加至60g；气滞血瘀者，加当归、桃仁、红花各10g，广木香6g；肝阴不足者加枸杞子、女贞子、大麦冬各10g；肝区隐痛者加川楝子、香附、延胡索、广郁金、广木香各10g。

219. 晚期肝硬化虚实各证常用哪些中药？

（1）实证时

①气滞水裹：常用柴胡疏肝散合胃苓汤予疏肝理气，除湿散满，消胀利水。

柴胡疏肝散：《景岳全书》中载，由柴胡、炙甘草、桔壳、白芍、川芎、香附6味组成。

胃苓汤：《丹溪心法》中载，由苍术、厚朴、陈皮、甘草、生姜、大枣、桂枝、白术、泽泻、茯苓、猪苓组成。

②寒湿困脾：用济生方中实脾饮。附子、干姜、白术、甘草、厚朴、木香、草果、槟榔、木瓜、生姜、大枣、茯苓，起温中运湿之效。

③湿热蕴结：用中满分消丸合茵陈蒿汤。

中满分消丸：《兰室秘藏》中载，由厚朴、枳实、黄连、黄芩、知母、半夏、陈皮、茯苓、猪苓、泽泻、砂仁、干姜、姜黄、人参、白术、炙甘草组成。

茵陈蒿汤：《伤寒论》中载，由茵陈、栀子、大黄组成。

④血瘀肝脾，可用调营饮起活血化瘀利水之效。

调营饮：《证治准绳》中载，由莪术、川芎、当归、元胡、赤芍、瞿麦、大黄、槟榔、陈皮、大腹皮、葶苈子、赤茯苓、桑白皮、细辛、官桂、炙甘草、姜、枣、白芷组成。

（2）虚证时

①脾肾阳虚可以附子理中丸合五苓散以温补脾肾，益气行水。

附子理中丸：《太平惠民和剂局方》中载，由炮附子、人参、白术、炮姜、炙甘草组成。

五苓散：《伤寒论》中载，由桂枝、茯苓、猪苓、泽泻、白术组成。

②肝肾阴虚，可用六味地黄汤或一贯煎、合用膈下逐瘀汤。

六味地黄汤：《小儿药证直诀》中载，由熟地黄、山茱萸肉、山药、泽泻、茯苓、牡丹皮组成。

一贯煎：《柳州医话》中载，由沙参、麦冬、生地黄、枸杞子、当归、川楝子组成。

膈下逐瘀汤：《医林改错》中载，由当归、川芎、赤芍、桃仁、红花、枳壳、延胡索、五灵脂、牡丹皮、乌药、香附、甘草组成。

220. 肝硬化出现暴黄者如何辨证施治？

肝硬化病人黄疸骤然发生，巩膜皮肤、尿液突见深黄均由气血水瘀结所致，与病毒性肝炎初起之湿热为主迥然不同，多为血分之病。

（1）辨证为气血水瘀结者，表现为胆气受阻、胁下瘀胀痛，肤色晦暗透黄、神疲畏寒、口淡不渴、苔白腻、脉弦细涩，乃败血水浊邪瘀脉络，病为阴黄。宜选用膈下逐瘀汤、硝石矾石散。

膈下逐瘀汤：《医林改错》中载，由当归、川芎、赤芍、桃仁、红花、枳壳、延胡索、五灵脂、牡丹皮、乌药、香附、甘草十二味组成。

硝石矾石散：《金匮要略》中载，由硝石、矾石两味组成。

（2）气血水久瘀热毒炽盛者为阳黄，可见身热高热、口渴、烦躁不安，或见瘀斑、衄血下血、身目急黄、苔黄腻污燥、舌质绛，脉弦滑数或细弦数。可选用犀角散。

犀角散：《备急千金药方》中载，由犀牛角、黄连、升麻、山栀、茵陈组成（注：因犀牛角稀少，可用10倍量的水牛角粉代替）。

专家提示

硬化的肝在活动基础上出现暴发性黄疸，常是亚急性肝细胞坏死、肝功能走向衰竭的终末期表现，病情凶险，应立即抢救。

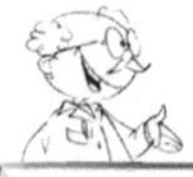

小贴士

中医认为：肝硬化单腹胀极难治，曾有“四逆”“五不治”之说。

四逆即：腹胀身热脉大一逆；腹鸣而满四肢清泄脉大二逆；腹胀大四肢清脱形泄甚者三逆；腹胀便血四逆。

五不治即：“唇黑”“缺盆平”“脐突”“背平”“足心平”，乃五脏俱伤，预后极差。

221. 肝硬化并发肝性脑病者如何辨证施治？

肝硬化并发肝性脑病出现昏迷者，宜辨别实证和虚证。

中医学认为肝硬化之昏迷多因清窍失灵，是疾、湿、浊、火、风、气、血等瘀阻所致，多属闭证实证。也有因神明失守之故，是气血虚耗、阴阳离决，不相维系，神无所依之故，是虚证。

（1）实证七辨及治疗方药：七辨指湿闭、浊闭、痰大、痉风、气热、瘀血、火毒七种实证。

①湿闭：证见腹胀闷满、身困面青、头晕内乱、口噤妄言、苔滑，脉沉细而微或忽大忽小。宜选三仁汤加玉枢丹治之。

三仁汤：《温病条辨》中载，由杏仁、飞滑石、白通草、竹叶、厚朴、生薏苡仁、半夏、白蔻仁等组成。

玉枢丹：由麝香、山慈菇、朱砂、雄黄等制为中成药，又称紫金锭。

②浊闭（亦称浊逆）：表现为腹胀脘闷、面色苍晦涩滞、头眩、恶呕、嗳逆、大便不爽、嗜睡渐入昏迷、舌体胖白苔腻、脉沉迟或沉缓，宜选温脾汤合苏合香丸。

温脾汤：《备急千金药方》中载，由人参、附子、大黄、干姜、甘草等组成。

苏合香丸：《太平惠民和济局方》中载，由白术、青木香、犀角、香附、朱砂、诃子、檀香、安息香、沉香、麝香、丁香、荜茇、苏合香油、熏陆香、冰片十五味中药组成。

③痰火：烦躁不安、躁扰如狂、呼吸气粗、喉间痰鸣，渐至昏迷。应选导痰汤合安宫牛黄丸或至宝丹。

导痰汤：《济生方》中载，由陈皮、半夏、茯苓、甘草、枳壳、制南星、生姜等组成。

安宫牛黄丸：由牛黄、犀角、麝香、冰片、雄黄、郁金、朱砂、珍珠母、黄连、黄芩、栀子等组成。

至宝丹：由朱砂、麝香、安息香、金银箔、犀角、牛黄、琥珀、雄黄、玳瑁、龙脑等组成。

④痉风：痉抽煽颤，角弓反张，舌卷囊缩，掣动不宁者常选紫雪丹或神犀丸等。

紫雪丹：由磁石、朴硝、硝石、石膏、寒水石、滑石、玄参、升麻、炙甘草、羚羊角、犀角、青木香、沉香、朱砂、麝香、丁香等组成。

神犀丸：由乌犀角尖（磨汁）、石菖蒲、黄芩、怀生地黄（绞汁）、金银花、金汁、连翘、板蓝根、香豆豉、玄参、花粉、紫草等组成。

⑤气热：神志失常、躁扰不宁、昏不知人，谵语不休或则大便不通、狂暴气粗、脉实有力，证属气血邪结在里应选承气汤类。

复方大承气汤：根据《伤寒论》改变，由川厚朴、炒莱菔子、枳壳、桃仁、赤芍、生大黄，芒硝加减等组成。

⑥瘀血：除有瘀证外，发狂善忘、少腹鞕满、大便色黑、小溲自利或发黄。宜选抵当汤或桃仁承气汤。

抵当汤：《金匮要略》中载，由大黄、虻虫、桃仁、水蛭等组成。

桃仁承气汤：《伤寒论》中载，由桃仁、生大黄、芒硝、桂枝、甘草等组成。

⑦火毒，有壮热神昏，谵语或内陷走黄。宜选牛黄清心或牛黄解毒片或栀子金花汤。

牛黄清心丸共29味药：牛黄、犀角、羚羊角、黄芩、白蔹、桔梗、杏仁、肉桂、蒲黄、柴胡、防风、人参、茯苓、白术、甘草、干姜、大枣、山药、当归、白芍、川芎、麦冬、阿胶、神曲、大豆卷、麝香、雄黄、冰片、朱砂等。

牛黄解毒片：牛黄、石膏、冰片、雄黄、大黄、黄芩、桔梗、甘草等。

栀子金花汤：《医方集解》中载，由栀子、黄连、黄芩、黄柏、大黄等组成。

（2）虚证则有亡阳、亡阴之辨。

①亡阳：神昏不知人、面色苍晦、鼻鼾息微、目合口开、手撒肢厥；二便自遗，甚则大汗淋漓，脉微欲绝，宜用参附汤回阳救逆。

参附汤：《校注妇人良方》中载，由人参、炮附子、姜枣等组成。

②亡阴：神昏出汗，身热，唇舌干红，脉细虚数者宜用生脉散服之。

生脉散：《内外伤辨惑论》中载，由人参、麦冬、五味子等组成。

222. 肝硬化粪便出血如何辨证施治？

肝硬化出血病人可表现为呕血或便血。肝硬化之便血，多呈黑色如柏油便，无滞坠感，随便而下或涌下紫黑便。临床上多属虚寒证，面色暗淡、喜热饮、脉细；宜选用黄土汤以治之。

黄土汤：《金匮要略》中载，由灶心黄土、甘草、干地黄、白术、炮附子、阿胶、黄芩等组成。

肝硬化便血者也有属湿热症者，诉口苦、腹痛，苔黄腻，脉濡数。则宜用一味大黄煎剂或用生大黄粉3g，每日3次服用。

223. 肝硬化呕血时如何辨证用药？

呕血随口吐出，是血从胃来或来自胃底食管静脉的破裂，血色常呈紫红或暗紫，甚则盈碗倾盆。呕血者常可辨证为胃热壅盛、肝火犯胃或脾虚不摄等3种情况。其症象表现和治疗原则分析如下。

（1）胃热壅盛者症见脘胀腹闷，甚则作痛，吐血色红或紫黯，口臭、便秘或大便色黑，舌、红质苔黄腻，脉滑数。宜选泻心汤合十灰散治之。

泻心汤：《金匮要略》中载，由大黄、黄芩、黄连等组成。

十灰散：《十药神书》中载，由大蓟、小蓟、荷叶、侧柏叶、白茅根、茜草根、栀子、大黄、牡丹皮、棕榈皮等共制成炭灰组成。

（2）肝火犯胃者吐血呈色红或紫黯、口苦胁痛、心烦易怒、寐少梦多、舌质红绛、脉弦数。宜选用龙胆泻肝汤治之。

龙胆泻肝汤：《医宗金鉴》中载，由龙胆草、生地黄、当归、柴胡、甘草、木通、泽泻、车前子、栀子、黄芩等组成。

（3）脾虚不摄者，吐血缠绵反复、时轻时重、血色暗淡、神疲乏力、心悸气短、面色灰白、舌质淡、脉细数。宜选归脾汤或黄土汤治之。

归脾汤：《济生方》中载，由白术、茯神、黄芪、龙眼肉、酸枣仁、人参、木香、甘草、当归、远志等组成。

黄土汤：《金匮要略》中载，由灶心黄土、甘草、干地黄、白术、阿胶、炮附子、黄芩等组成。

224. 对肝硬化及其并发症如何进行保健食疗和防止发生癌变？肝硬化病人应遵循哪些保健原则？

（1）彻底戒酒，尽可能戒烟。酒精能直接损害肝细胞，促进肝向硬化发展；还可使Ⅱ型醛缩酶发生基因变异，诱生肝癌；并会使病情加重，直接影响抗病毒药物的治疗效果。而吸烟所产生的尼古丁是毒物，同样需要受损的肝脏帮助解毒，不仅可促进受损肝细胞被纤维胶原替代，而且对全身器官，特别是肺脏造成器质性损害。

（2）调整好心态。不要被B超怀疑肝硬化的字样吓破了胆；也不要把不正常的理化结果当作包袱背起来；更不要忧心忡忡，导致神经衰弱。应该用积极的检查就医行动，找出“肝硬化”的病原因子和诱发因素，在专科医生指导下，接受恰当治疗，正确面对疾病。

（3）用科学指导饮食。一日三餐是保持护肝养脏、增进健康的物质基础，是营养身体、提高机体免疫力的原动力。在肝硬化时，既要注意供给高蛋白质、高维生素和足够热量的饮食，又应采用少吃多餐的方法，还应防止营养过剩，引发脂肪肝形成。一旦出现失代偿，发生合并症时，每天盐、糖、脂肪、蛋白的供应一定要适度。应该计算着吃，绝不能吃了算。自觉养成按科学规矩吃饭的习惯。

（4）休息不等于卧床。提倡动静结合，切勿超负荷工作。日积月累的过度劳碌会使肝硬化走向不可逆转。一定要根据自己的病情和体力，选择适度锻炼的运动项目：散步、打拳、做操、游泳、做气功；有运动基础的青壮年，在静止期肝硬化时，也可适当跑步或打球。适度运动能帮助肝硬化活血化瘀；选择空气清新的湖边河旁钓鱼，花丛树荫处漫步；切勿将躺卧、久坐、看电视当做休息方式。

（5）警惕黄疸突然加深。肝硬化病人常有残留黄疸或由胆道迷路引起的轻度胆红素增高，一般不超过30μmol/L；如果发现尿液突然似浓茶色，皮肤巩膜迅速出现黄染，常提示肝内炎症加重，甚至有肝细胞坏死。当肝细胞坏死越多，黄疸就会越深。肝硬化突然活动很易发生重症肝炎，如失去早期抢救的机会，病死率可达90%，因此发现黄疸加深时应以卧床休息为主，尽快去专科医院救治为宜。

（6）切忌滥用药，不恰当地乱吃补品。我们的经验是：肝病虽久，虚不宜补！有的病人则是乱投医，乱吃广告药，按宣传的口径自己选吃补品，结果反而添病，引起药物性肝炎，使转氨酶持续升高，还可产生肾中毒和其他相关性药物不良反应。因此，肝炎、肝硬化的病人，一定要请专科医生施用有针对性的合理治疗药。

（7）坚持按时按量遵医嘱服药。不要随意遗忘或打乱服药时间。如抗病毒药有半衰期和血药浓度、有效期。吃吃停停，不按时、按量服药，容易促进病毒耐药变异。

（8）客观认识肝炎、肝硬化的治疗是一个长期过程，病人应树立信心，战胜病魔。目前抗乙肝、丙肝病毒尚无特效的药物，1个疗程至少半年，有的病人需要不间断几个疗程的治疗，有的病人可能须终身用药。

专家提示

活动性“小三阳”肝功能持续波动者，常伴随着肝硬化的形成，并容易发生“癌变”。所以不能讳疾忌医，高枕无忧。除平常遵循保健原则外，一定要3个月复查1次，积极治疗。

小贴士

常用哪些物理器材诊断肝硬化？

采用多普勒（B型超声）可见肝边界不齐、径线变小、光点粗细不一、左肝增大、右肝缩小、肝静脉变细、门静脉主干内径增宽、脾增大变厚、有腹水及脏器中血流缓慢等，均标志为肝硬化特征；同时还可见条索样或结节不同大小等典型肝硬化影像学标志。

CT则可显示肝裂增宽、尾叶增大、对新生物出现和良恶性质的判别，可通过增强显影，就有鉴别意义。

食管钡剂透视或胃镜检查可见食管—胃底静脉曲张的程度，反映门静脉高压的严重性。

腹腔镜或病理活检，对肝硬化的病因，硬化特征表现有确诊意义。

225. 肝硬化病人的营养治疗原则是什么？

肝硬化病人除需要充分休息与药物治疗外，还必须通过科学饮食来达到营养治疗。营养治疗的目的是促进肝功能的恢复，阻止肝硬化的发展、改善肝硬化的症状，增强机体抗病能力。因此，要供给高蛋白、高糖、充足的维生素和适量脂肪的少渣饮食。其食疗原则如下。

（1）高蛋白质：治疗肝硬化必须有充足的蛋白质，以保护肝细胞，并修复与再生肝细胞，因而每日应供给蛋白质100～130g，或者按每千克体重1.5～2g计算供给量。当肝衰竭或肝性昏迷征象出现时，肝的去氨作用减弱，为减轻肝负担和减少血氨升高，蛋白质的摄入量应严格限制，可视病情而定量。

（2）高糖类：每日供给量为350～450g，可防止毒素对肝细胞的损害。

（3）充足的维生素：多进食富含B族维生素、维生素C、维生素A、维生素D、维生素E、维生素K、维生素B_{12}和叶酸的食物，当饮食中不能满足需要时，可以用维生素制剂补充。

（4）适量脂肪：一般每日供给量为50g左右，不超过60g（约占总热量的20%）。因为脂肪能增加食物味道，过少则有碍食欲，所以不能过分限制，但也不宜过高。胆汁性肝硬化则应采用低脂肪、低胆固醇的饮食。

上述每日营养素的总热量为$9.623\times10^{6}\sim1.1715\times10^{7}$J，也可按每日每千克体重（1.46～1.67）$\times10^{5}$J供给上述食物量。

（5）锌的供给量：肝硬化病人血清锌水平降低，尿锌排出量增加，肝中含锌

专家提示

食疗就是通过每天科学的饮食调养来达到对肝病的营养和免疫治疗。以求促进肝细胞的再生修复，促进肝功能复常，阻止肝硬化的发展，改善肝病病人症状，增强机体免疫和抗病能力，提高其生活质量。“药物只能救你疾病一时之急，只有科学食疗才能保你一生平安”。肝硬化早中期有情志抑郁、精神不爽、身困乏力、面色萎黄、两胁隐痛、胸腹闷胀、纳呆少食、恶心便溏，舌质淡、苔白滑，脉弦缓、无力，肝郁虚脾征象。中医常以下列药膳健脾利湿，疏肝理气予调治。

（1）灵佛党芪瘦猪肉汤：将党参、黄芪、茯苓各12g，白术9g，灵芝、陈皮、佛手各6g，砂仁3g，洗净后放入洁净纱布袋中结扎，与猪瘦肉100g切片后加葱、姜、酱油、盐等调味品同入砂锅，加水适量，文火炖煮，肉烂后食肉饮汤，每日1剂，分2次服。起疏肝健脾，活血化瘀作用。

（2）鲤鱼香椿绿茶饮：取500g活鲤鱼1条，宰杀去鳞、鳃及内脏，将绿茶、橘皮、香椿各30g（切丝）共填鱼腹内，白线缝合鱼肚，与姜末一起在瓦罐中加水烧开，改文火将鱼煨之熟烂，放葱花、盐、料酒、味精调味，每日1剂，食鱼喝汤，分1～3次适量食之。对肝区胀痛，嗳气不舒，大便稀溏，肝硬化或出现少量腹水者起健脾利水，疏肝行气，消肿止痛之效。

（3）滑炒猪肝白萝卜：取鲜猪肝（250g）洗净切片与250g白萝卜用植物油快炒调味，每日1剂，佐餐食用，有补肝清热，和中下气之功。但病人服用的中药中如有人参、党参等补气药时，则不宜同食萝卜。

（4）佛手9g，玫瑰花6g，开水冲泡代茶饮，每日1剂，可连服1个月，可促进胆汁分泌，治肝胃气痛。

量减少，而微量元素锌对肝细胞有保护作用，故必须注意锌的供给量，每日饮食中不应低于15mg。宜多吃猪瘦肉、牛肉、羊肉、鱼、虾等富含锌的食物。

（5）食盐：每日供给7～8g。一旦合并腹水及水肿，应少用或禁用食盐以及其他含钠多的食物，食盐摄入量以不超过2g为宜。进水量应限制在1000ml以内。严重腹水病人每日摄入钠量应控制在500mg以内。

（6）少量多餐：每日进食4～5餐。供给细软易消化、少纤维、少刺激性的半流质或软饭饮食。

226. 肝硬化病人饮食调养中还应注意些什么？

肝硬化病人营养素的缺乏与紊乱是普遍存在的。经过治疗后，临床症状好转，病人食欲好，加之饮食调配得当，结果越吃越想吃。此时重要的是必须注意限制食量，绝不能不加限量地吃，否则会因饮食不当引起上消化道出血或急性胃扩张而造成不良后果，甚至死亡。恰当的做法如下。

（1）选择新鲜、细嫩及易消化食品，如鱼类、奶类、蛋类及豆制品等，以及纤维少的蔬菜与水果。禁食一切生硬的和粗糙难消化的食物，如油煎炸的及多油的花生、核桃、瓜子等食物。不要多吃葱头、韭菜、黄豆等易胀气食物，禁用辣椒、芥末、胡椒、咖喱等有剧烈刺激作用的调味品。

（2）给予软食。肉类食品必须充分煮烂，与蔬菜、水果一样，必须细嚼慢咽。总之，食物一定要嚼碎、嚼烂，尤其是患有食管或胃底部静脉曲张的病人，更应如此。

（3）下咽的食物团一定要小，尽可能<10g为好，切勿狼吞虎咽。

（4）禁忌烟酒。特别是高浓度烈性酒，绝对不可饮用。啤酒、果酒也应自觉不饮用。

（5）保持正常的进食体位，尽量避免卧位或侧位进食，以减少食管内食物滞留而导致食管过度扩张，从而发生食管静脉曲张破裂出血。

（6）凝血机制差，脾功能亢进者，可多吃些富含胶质的肉皮冻、炖蹄筋、海参等食物。

（7）患有贫血者，可选用肝泥、菜泥、枣泥、龙眼、小豆粥等含铁多的食物。

（8）经常吃马哈鱼、鲤鱼或鲫鱼清蒸汤、鲈鱼肉、草鱼以及饮羊奶、西瓜水、冬瓜等，有利于利尿排水、消肿。

（9）防己九味粥可适用于肝硬化，少量腹水的病人。取汉防己45g，白术、苍术、牛膝、茅根、益母草、葫芦瓢各30g，山药、太子参各15g，该9味药水煎2次，取汁去渣；每日取药液1/2，与洗净的粳米100g按常法煮粥，将成粥时加白糖适量，稍煮即食。每日2次，30天为1个疗程。对肝脾血瘀B超初见肝硬化、少量腹水者有健脾燥湿，利水消肿，活血化瘀功效。

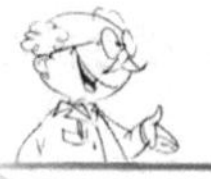

小贴士

自制自用的肝脾回缩方。

取丹参500g，山楂、枸杞子各250g，浸泡2小时后煎成药液，兑入蜂蜜100g，冰糖60g，共放砂锅内用文火煎40分钟左右，待药汁呈黏稠状时去火冷却后装入容器内密封冰箱保存，每日3次，每次1匙，开水冲服，21天为1个疗程。有清肝热、缓肝气、破瘀血、通经脉、软肝脾之功效。可服用5个疗程。同时每天加服一个煮鸡蛋。对HBV-DNA已不复制，小三阳的肝脾肿大，肝功基本正常者可起脾脏回缩之效，但兼有糖尿病者忌用。

227. 肝硬化病人的一日食谱和一周食谱应如何配膳？

按照肝硬化病人高蛋白、适量脂肪饮食的要求，其供给量标准为：每日热量$9.623\times10^{6}\sim1.1715\times10^{7}$J，蛋白质100～130g，脂肪50～60g，糖350～450g，充足的维生素，微量元素锌15mg，食盐7～8g。其1日及1周食谱均以一日四餐为宜，见表9-1，表9-2。

表9-1　肝硬化病人软饭一日食谱（每日4餐）（单位：g）

早餐	大米粥(粳米标三50)，蜂糕(富强粉50，白糖5)，酱豆腐(10)，卤鸡蛋2个(87)
午餐	烩三鲜加黄瓜(海参75，虾仁75，玉兰片25，黄瓜50)，炒油菜香菇丝(100，干10)，西红柿汤(50)，大米饭(粳米标三125)，苹果(50)，花生油(10)，食盐(3)
晚餐	番茄牛肉加胡萝卜(75，150，50)，烹土豆丝(100)，黄瓜海米汤(25)，蒸发面饼(富强粉125)，花生油(15)，食盐(3)
加餐	甜牛奶(强化A、D牛奶250，白糖10)，饼干(50)

表9-2　肝硬化病人软饭一周食谱（每日4餐）

餐次	早餐	午餐	晚餐	加餐
周一	大米粥 蜂糕 卤鸡蛋 酱豆腐	大米软饭 烩三鲜加黄瓜 炒油菜香菇丝 西红柿汤 苹果	蒸发面饼 番茄汁牛肉胡萝卜 烹土豆丝 黄瓜海米汤	甜牛奶 饼干
周二	甜牛奶 大米粥 糖三角 煮鸡蛋 咸菜末	大米饭（软） 烧比目鱼 炒菠萝 大白菜豆腐汤 苹果	花卷 炒瘦肉片木耳黄瓜片 炒绿豆芽 雪里红肉末汤	冲藕粉 蛋糕
周三	甜豆浆 火烧 酱瘦肉	猪肉白菜馅包子 大米粥 酱豆腐 香蕉	大米饭（软） 熘肝尖加胡萝卜 西红柿鸡蛋汤	甜牛奶 点心
周四	小豆粥 麻酱花卷 煮鸡蛋 果酱	大米饭 炖鸡块 炒菠菜粉丝 萝卜丝虾皮汤 香蕉	大米饭（软） 瘦肉末烩豆腐丁雪里红 大白菜心炒鲜蘑 肉丝黄瓜汤	甜牛奶 面包
周五	大米粥 豆沙包 卤鸡蛋 咸菜末	馒头 白菜猪肉馅馄饨 炒豆芽菜 梨	大米饭（软） 炒豌豆瘦肉丁 香菇烧菜花 西红柿豆腐汤	甜牛奶 饼干
周六	小米粥 肉丁 馒头 咸菜末	大米饭（软） 四喜丸子 炒大白菜粉丝 甩袖汤 梨	蒸荷叶卷 炖牛肉土豆 醋熘圆白菜 海带肉丝汤	甜牛奶 蛋糕
周日	甜牛奶 大米粥 甜面包 煮鸡蛋 果酱	白菜浇面 清蒸鲑鱼段 芦柑	炒木须肉 西红柿烩豆腐 油菜香菇汤 大米饭（软）	果汁水 夹馅点心

计算该食谱全日热量及营养素为：热量1.0088×10^7J：蛋白质106g，脂肪52.5g，糖379g，维生素A当量1030μg，维生素B_1、维生素B_2分别为1.43mg、1.21mg，维生素C 104mg，维生素E 23.69mg，锌15.98mg，可见该食谱是符合营养要求的。为便于掌握，可换算为每日供给米面等主食400g，肉、蛋、鱼类等400g，蔬菜450g，牛奶250g，水果150g，花生油25g，食盐7g。

小贴士

田螺、鸡骨草验方：可作湿热蕴结型肝硬化病人之食疗。将田螺250g放入清水中养2天，洗净，采鸡骨草（鲜100g）干的50g（注意弃除鸡骨草的种子），同放入锅中加水适量煎煮即可。每日1剂，分2次饮汤，10天为1个疗程。对湿热蕴结型肝硬化病人有清热利湿、舒肝止痛、利大小便之功效。

火腿双瓜糯米粥：取鲜冬瓜、鲜葫芦瓜各100g，刮去粗皮洗净切块，又取火腿肉50g切片，再取糯米100g淘洗干净后一起装入砂锅，加水适量熬煮成粥后，加盐2g，味精适量即可食用。每日1剂，分1～2次服，有清热利尿，消肿止渴功效。对肝硬化有少量腹水兼肺热咳嗽或暑热烦渴等病症时可经常选食。

228. 代偿期肝硬化病人高蛋白低钠配膳营养素的计算方法是怎样的？

肝硬化代偿期病人，保证高热量主要从增高蛋白质的供给、吸收、利用着手，如果脾大、脾功能亢进的病人，就应供给低钠膳食，防止腹水诱生。为便于读者一目了然，举例供实用时参考，见表9-3。

专家提示

肝肾阴虚肝硬化的代偿期病人，可经常选食乌龟和甲鱼作食疗。甲鱼乃滋腻之物，肝硬化合并有痰湿壅盛者勿用。

表9-3　肝硬化病人高蛋白低钠软饭营养素计算表

餐次	食物名称	重量(g)	蛋白质(g)	脂肪(g)	糖(g)	热能(kJ)	钠(mg)	备注
早餐	大米粥(特一米)	50	3.8	0.6	38.7	732.3	1.8	市品
	煮鸡蛋1个	50	6.3	5.0	0.7	305.4	29.2[Δ]	
	无碱馒头	50	5.0	0.9	21.3	472.8	0.6[×]	
	果酱[ΔΔ]	1份	0.2	0.3	16.5	288.7	0.7	
早9时	牛奶	200	6.6	8.0	10.0	577.4	98.0	
	蛋糕1块	20	1.6	0.9	13.0	267.7	7.3[××]	
	白糖	10	–	–	10.0	167.4	–	
午餐	西红柿(红)	100	0.8	0.3	2.2	62.8	5.2	食疗
	清蒸大黄鱼羹	150	26.4	0.2	–	489.5	88.5	
	小白菜	100	2.1	0.4	2.3	87.9	92	
	大米饭(特一米)	100	7.6	1.1	77.3	1 464.4	3.5	
下午3时	豆浆	200	8.8	3.6	3.0	334.7	12.2	
	白糖	15	–	–	15.0	251.0	–	
	蛋糕(烤)	20	1.6	0.9	13.0	267.8	7.3	
晚餐	猪肝	100	21.3	4.5	1.4	548.1	20	白煮加醋
	蒸牛肉末	10	2.0	1.0	–	71.1	–	
	鸡蛋1个	50	6.3	5.0	0.7	305.4	29.2	
	无碱馒头	100	9.9	1.8	42.5	945.6	1.2	
晚8时	牛奶	200	6.6	8.0	10.0	577.4	98.0	
	白糖	10	–	–	10.0	167.4	–	
	全日用烹调油	20	–	20.0	–	253.1	–	
	共计		117	63.5	287.6	9137.9	494.7	

Δ按食物40g计；×按面粉33g计；ΔΔ果酱按苹果50g、白糖10g计；××按鸡蛋10g计

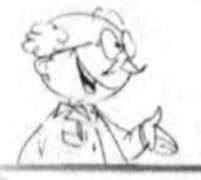

小贴士

对症食疗方：蒸甲鱼鸡汤。

制作：取活甲鱼2斤（1000g）宰杀去头爪，分离背壳、底板、内脏及腿上粗骨，洗净，将肉剁成约3cm见方的块，裙边切成3cm长的条，盛入瓦罐中，用料酒、精盐浸腌10分钟，再用清水冲洗1次，沥干水后，将甲鱼肉、腿整齐摆放瓦罐中，上面放裙边，熟火腿肉（切薄片），肥膘肉3条，香菇丝适量，拍碎的白胡椒粒、蒜瓣、葱姜等，上笼蒸1小时，使甲鱼软烂后，撒上佐料，浇上烧开的蒸鸡清汤，放适量味精。另用醋、姜末，调成蘸碟一同上桌。5日服1只甲鱼，每日分2次，温热后吃肉饮汤适量食之。

功效：此汤有滋阴凉血、益气化瘀功效、对代偿期肝硬化肝肾阴虚型特别适用。甲鱼肉能抑制肝纤维化增生，起回缩肝脾作用，还能提升血浆清蛋白，改善贫血症状的体征。

229. 代偿期肝硬化病人为什么宜经常吃梨？

梨是百果之宗，有“玉乳”“蜜父”等美称。梨的肉质白嫩，汁水丰盈，果味甘甜，除含有85%左右的水分外，还富含糖类、有机酸、无机盐、多种维生素、蛋白质、脂肪及纤维素等，所以有较好的营养价值。

梨性寒味甘，有止渴生津、养心保肝、消炎去痛等作用，对肺热咳嗽、尿黄便秘、心烦气喘、黄疸肝痛等多有裨益。

特别是中医辨证有热症的慢性肝炎、肝硬化病人，经常吃点鲜梨，能降火除热，利大小便，使痈疽之症转重为轻。如果肝病兼有慢性气管炎者，用梨加蜂蜜熬制成“梨膏糖”，或用冰糖炖梨，可滋阴润肺，止咳祛痰，还有明显的润喉作用。慢性肝炎阴虚火旺，胸闷易怒者吃梨可消结降压，镇静去烦。梨一般可作为久病烦渴者的保健食品。用腌好的鸡脯肉片炒鲜梨片；用酥梨、山楂、白砂糖制成红果梨丝，确是色香味美的佳肴，对肝病病人来说，真是餐桌上妙不可言的美食。而脾胃虚寒，经常腹泻的肝硬化病人可以将梨温热后吃，或烧成梨水喝梨汤。

专家提示

有形寒肢冷，神倦无华，胁痛乏力，大便溏薄，舌质淡胖的脾肾阳虚型肝硬化病人，可经常用鲜鲤鱼、泥鳅鱼、青头鸭、小牛肉、精羊肉、肥狗肉、童子鸡，配冬瓜、海带、葱白、赤小豆、淡豆豉、陈皮、草果等辅料一起蒸煮调味食用，对肝硬化有腹水者，还有健脾补肾，温阳利水的作用。

小贴士

食疗方：胎盘虫草。

功效：适用于脾肾阳虚的肝硬化病人。

制作：取新鲜紫河车（胎盘）1具，清水漂洗后切块，将冬虫夏草15g、生姜15g加水适量同煮，文火炖至熟烂，加适当精盐调味后即可食用。3日至1周1剂，每天适量服用1次，可连服1个月。对脾肾阳虚型肝硬化病人有明显补气、养血、养精、温中散寒、利水消肿等功效。

230. 顽固性腹水病人膳食的组配原则是什么？

（1）食疗原则：腹水是肝硬化失代偿期中常见的临床表现之一，顽固性腹水更是肝硬化晚期的表现。肝硬化顽固性腹水病人，在整个治疗过程中，饮食治疗有着不容忽视的作用。其食疗原则为适当限制动物蛋白质的摄入，目的在于减轻肝脱氨基作用的负担及预防肝性脑病；给予低钠高钾饮食，每日供钠0.5～1.0g，钾3～4g，有利于减缓物质的中间代谢，促进利尿和减轻胃肠道负担，防止上消化道出血及肝衰竭。但对于无肝性脑病先兆者，为维持被破坏肝组织的修复，每日蛋白质的供给量不应低于60～70g，其中动物蛋白质应占总蛋白质的40%左右；一旦出现肝性脑病先期症状时，饮食中每日蛋白质的供给量应限制在50～55g为宜。

（2）每日适宜热量：顽固性腹水是肝硬化的一种常见临床表现。病人的肝功能处于失代偿期，蛋白质等代谢功能紊乱，是产生腹水的主要原因。按照营养素供给量标准，病人每日摄入蛋白质60～70g，脂肪40～50g，糖300～500g，可产生热量7531～1 1296kJ（1800～2700kcal）；或者按每千克体重125～167kJ（30～40kcal）供给，则每日供给8786～10 042kJ（2100～2400kcal）为宜。

（3）每日适宜食物：肝硬化顽固性腹水病人为维持正常的总热量，必须供给高糖食物，同时又要采用低钠高钾饮食。按照该饮食治疗原则，每日应多吃糖及钾含量高、钠含量低的食物，如粳米、糯米、富强粉、标准粉、小米、玉米面、粉丝、鲜豌豆、红薯、土豆、毛笋、冬笋、玉兰片、荸荠、慈菇、卷心菜、小白菜、油菜、圆白菜、莴笋、香椿、黄瓜、西红柿、鲜蘑菇、香菇（干）、柑橘、梨、桃、草莓、红果、鲜桂圆、枇杷、香蕉、栗子、莲子（干）等。

专家提示

肝肾阴虚型肝硬化，有小黄疸及腹水者可吃知母鸡蛋羹。

小贴士

食疗方：知母鸡蛋羹。

配方：鲜知母15g洗净捣成泥；鸡蛋1枚磕入碗内打散，酌量加水混匀，上笼蒸成蛋羹。

功效：清热降火，滋阴润燥，养血软坚。

服法：每日1羹，30天为1个疗程，对肝硬化低蛋白，有腹水、尿黄者，可服用半年。

231. 肝硬化顽固性腹水病人的一日食谱如何安排？

为减轻肝硬化顽固性腹水病人肝脏脱氨基作用的负担及预防肝性昏迷发生的目的，应限制动物性蛋白质的摄入并给予低钠高钾饮食。其一日食谱安排，见表9-4。

表9-4　肝硬化顽固性腹水病人低钠高钾软饭一日食谱（单位：g）

早餐	甜牛奶(鲜奶250，白糖13)，小米粥(50)，无碱馒头(富强粉50)，杏酱(25)
午餐	炒虾仁黄瓜加鲜蘑菇(50，50，100)，素炒油菜香菇(100，干5)，西红柿汤(50)，大米饭(粳米标三150) 花生油(15)，酱油(5)，白糖(2)，鸭梨(300)
晚餐	炒里脊土豆片加青椒(40，200，50)，菠菜粉丝汤(100)，无碱馒头(富强粉150)，花生油(15)，酱油(5)

计算该食谱的全日热量及营养素为：热量10 042kJ（2400kcal）；蛋白质71.3g，脂肪45.6g，糖42.7g，钾2911mg，钠905.2mg。一般每日可进主食400～450g，动物性肉类等不超过100g，甜牛奶250g，含高钾低钠的蔬菜600～650g，花生油30g，酱油10g，水果300g即可。如果蔬菜量多而吃不完，可以少吃，钾不足部分以药用钾来补足。有时为了调节口味，也可吃点高钠低钾的食物，如酱疙瘩等咸菜在早餐食用，但钠总量一日内不得超过5g。

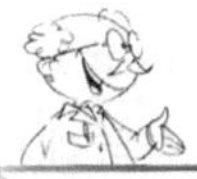

小贴士

食疗方：白糖苦瓜饮。

制作：取新鲜苦瓜1条，洗净捣烂如泥，加白糖60g拌匀，冰箱放置2小时后，饮苦瓜饮滤出汁液，每日1剂有清热解毒利湿，养阴保肝之效。

232. 在家中配膳时，肝硬化病人如何对肉、禽、鱼、蛋择优而食？

肉、禽、鱼、蛋是肝病病人日常补充优质蛋白质的主要动物性食物。由于它们吃起来味道鲜美，内含的氨基酸含量及比例和人必需氨基酸的构成很接近，较易被消化、吸收、利用；它们还含维生素、无机盐和微量元素，可视为保肝的重要支柱食品，以及生命延续强壮的重要物质源泉之一。

营养学家认为：肝炎及肝硬化病人在选择肉、禽、鱼、蛋这类食品时，除了考虑其优质蛋白质的营养价值外，还必须顾及脂肪含量和脂肪酸的组成，否则，对健康和保肝是不利的。

如猪肉与牛羊肉及禽、鱼、蛋比较，其蛋白质含量并不很高。广大农村居民常吃的肋条肉（五花肉）中，蛋白质含量只有9.3%，而脂肪含量竟高达59%；人们喜爱的“大排”“里脊”，可算得上是精瘦肉了，但其蛋白质含量只不过18.3%，而脂肪含量仍高达20.4%。而牛肉500g的蛋白质含量约等于1000g猪肉的蛋白质，而脂肪的含量仅相当于不到250g猪肉的脂肪。值得关注的是，猪、牛、羊肉类的脂肪酸组成均属于饱和脂肪酸，其肥肉中的胆固醇也较高，是肝病病人继发脂肪肝、高血压、动脉硬化、冠心病、脑卒中的重要膳食因素。猪、牛、羊的蹄筋是宴席上的佳肴，其蛋白质含量高达35.3%，为不少人所钟爱。但蹄筋中主要由角质蛋白质所组成，缺乏色氨酸、甲硫氨酸等人体多种必需氨基酸，单独食用的营养价值不高，只有与豆制品和植物性蛋白质混合食用，才能发挥蛋白质和营养价值间的互补作用。

鸡、鸭、鹅家禽的蛋白质含量均不低于牛肉，总的脂肪含量亦相对比牛、羊肉低。即使填鸭很肥，其脂肪酸的组成大多为不完全性的饱和脂肪酸，即“多不饱和脂肪酸”。

鱼肉，不管是海鱼或淡水鱼，其蛋白质的含量大多在17%～20%，而脂肪含量仅为3%～5%，鱼类不仅肉质柔软细嫩，味道鲜美，而且更易于消化吸收，由于鱼类在江、河、湖、海中自由遨游，多以浮游生物为饵料，使其脂肪酸组成与陆地动物迥然不同，主要为多不饱和脂肪酸，在临床和实际生活中发现，鱼油中的ω_3脂肪酸如二十碳五烯酸、二十二碳六烯酸含量相当丰富，它们不仅有降低胆固醇的作用，还能改善血凝，防止动脉硬化、冠心病和血栓形成。

营养学家认为：蛋白质营养价值最高的首推鸡蛋。受精的蛋黄是小鸡孕育之地，具有生命发育所必备的一切营养物质。整个鸡蛋中的蛋白质含量约为13%。更可贵的是，它的氨基酸含量和比例（与畜、禽、鱼相比）最接近人体的需要，营养学上将它作为衡量其他蛋白质营养价值高低的一把“尺子”，誉为“参考蛋白质”，凡与鸡蛋蛋白质组成愈相近的食物，其营养价值就愈高。当然，对肝病病人来说，鸡蛋并不是吃得越多越好。每天仍然以不超过2个为宜。

可见，如果给日常动物性食物蛋白质、脂肪的营养价值进行排队，以鸡蛋最佳，鱼类优于禽类，更优于畜类。上海第二医科大学营养学教研室程五凤教授讲：“四条腿的不及两条腿的，两条腿的不及没有腿的。”记住这句通俗话，你就一定会科学而合理地选择动物性食物。优质美味勤换口，肝病康复不用愁。

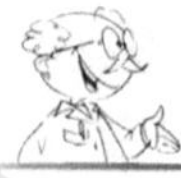

小贴士

食疗方：桑根龟肉。

功效：保肝抗癌。

制作：取野桑根30g，水煎取汁，加入泡发洗净的香菇30g及乌龟肉块250g，用料酒、葱姜加水煮至乌龟肉酥熟时放盐再煮沸后放味精，淋芝麻油即可食用。每日1剂，分2次服，具有滋补肝肾、清热抗癌之功，适用于肝硬化肝肾不足或已有癌肿（原发性肝癌）者食用。

233. 肝硬化病人以鱼为主的均衡膳食应如何组合？

按照“早餐吃饱、午餐吃好、午后点心、晚餐略少”的原则，早餐供热2092kJ，午餐2928.8kJ，点心836.8～1506.2kJ，晚餐2510.4～2719.6kJ（总热能是8368～9204.8kJ）。

（1）早餐食谱

组合一：烤鱼山芋加调味酱，鸡肉煮四季豆，鸭儿芹拌金针菇，南瓜味蛋汤，主食米饭。

组合二：番茄炒蛋，莴笋拌水芹菜，土司面包加肝酱。

组合三：蒸蛋羹，烫青椒拌豆芽，鸡肉卷，四季豆味虾米汤，馒头或烧饼。

（2）午餐食谱

组合一：蟹肉（罐头）洋葱，番茄酱奶油炒米饭，香肠鸡蛋黄瓜红萝卜沙拉，裙带菜或木耳竹笋，豌豆荚瘦肉丝汤，梨或苹果250g。

组合二：油炸豆腐，煮四季豆鱼片木耳，醋拌海苔加菠菜或金花菜、小黄瓜、小红萝卜、洋葱、苹果的素沙拉，豆芽瘦肉丝榨菜汤，胚芽米饭。

组合三：鳕鱼意大利面，番茄洋葱青椒、蛋白、白干酪沙拉（德式沙拉）淋柠檬汁，马铃薯西红柿牛奶汤或芹菜、葱丝马铃薯豌豆仁番茄汤，甜橙1个。

（3）点心组合：①香蕉牛奶；②低脂牛奶加李子；③酸乳酪饮料加水蜜桃罐头；④炸土豆片加藕粉糊；⑤芝麻糊加蛋糕。

（4）晚餐食谱

组合一：烤鳕鱼或飞乌鱼，蒸蛋羹或蒸豆腐，青芋煮四季豆，芜菁瘦肉丝，豆丝拌青葱，胚芽米饭。

组合二：油炸鲤鱼或草鱼块，水果拌干酪，煮甜豌豆仁，腌包心菜，蛤蜊海米汤，米饭或馒头。

组合三：清蒸鱼块，白萝卜加肉酱，海带丝拌红萝卜，豆腐海苔汤，青菜香蘑，米饭或馒头。

以上组合或交替食用，用量可查表后选用。

专家提示

日本75–100岁老人的一条共同长寿经验是：每周吃上5次鱼。

小贴士

长寿秘诀：和谐家庭、自寻欢乐、制怒节哀、心态稳定；日行万步、练好双脚、管住嘴巴、禁酒戒烟。

234. 常用食物的热量怎样计算？

使用计算表时，用直尺一头对准左边线的食物克数，另一头对准右边线的食物名称，尺子中间通过交叉点的刻度，就是该食物的热量值。请参阅食物热量计算表（表9–5）。

小贴士

美国营养专家安德木·戴维丝说：“人类的健康不是靠医生和药品来维护的，而是靠均衡的营养来维护”。

235. 肝硬化兼有贫血的病人可用什么食疗？

肝硬化有脾功能亢进者，常见贫血。下面的食疗方法可作为辅助治疗手段。

（1）胡子鲶煮山捻子：每次用胡子鲶（糖虱鱼）1～2条及鲜山捻子（植物桃金娘的果实）60g，加清水4碗煎至1碗半，加盐淋芝麻油饮汤食鱼。此方功在养血、固精，生肌止血，滋肾补血，纠治贫血。

（2）黄芪当归虫草大枣炖鸭：每次用老雄鸭1只，去毛和内脏后，将黄芪30g，当归15g，虫草15g，大枣10枚，塞入鸭腹内，隔水将鸭炖熟，调味后食鸭肉。对肝病体虚、贫血者是补气、补血益精的滋养食品，尤以秋冬季进补为佳。

（3）麦芽糖煮大枣：每次用麦芽糖60g，大枣15枚煮熟服食，能补中益气，健脾生血，适用于肝炎贫血症。

（4）苡米羊肉汤：每次用苡米100g，羊肉250g，加水煮汤可放葱姜盐、味精调味后饮汤食羊肉。对肝病体虚贫血有益。

（5）旱莲草大枣汤：每次用鲜墨旱莲50g，大枣10枚，煮汤去渣饮汤，对肝病失血性贫血有补血、止血之效。

表9－5　食物热量计算表

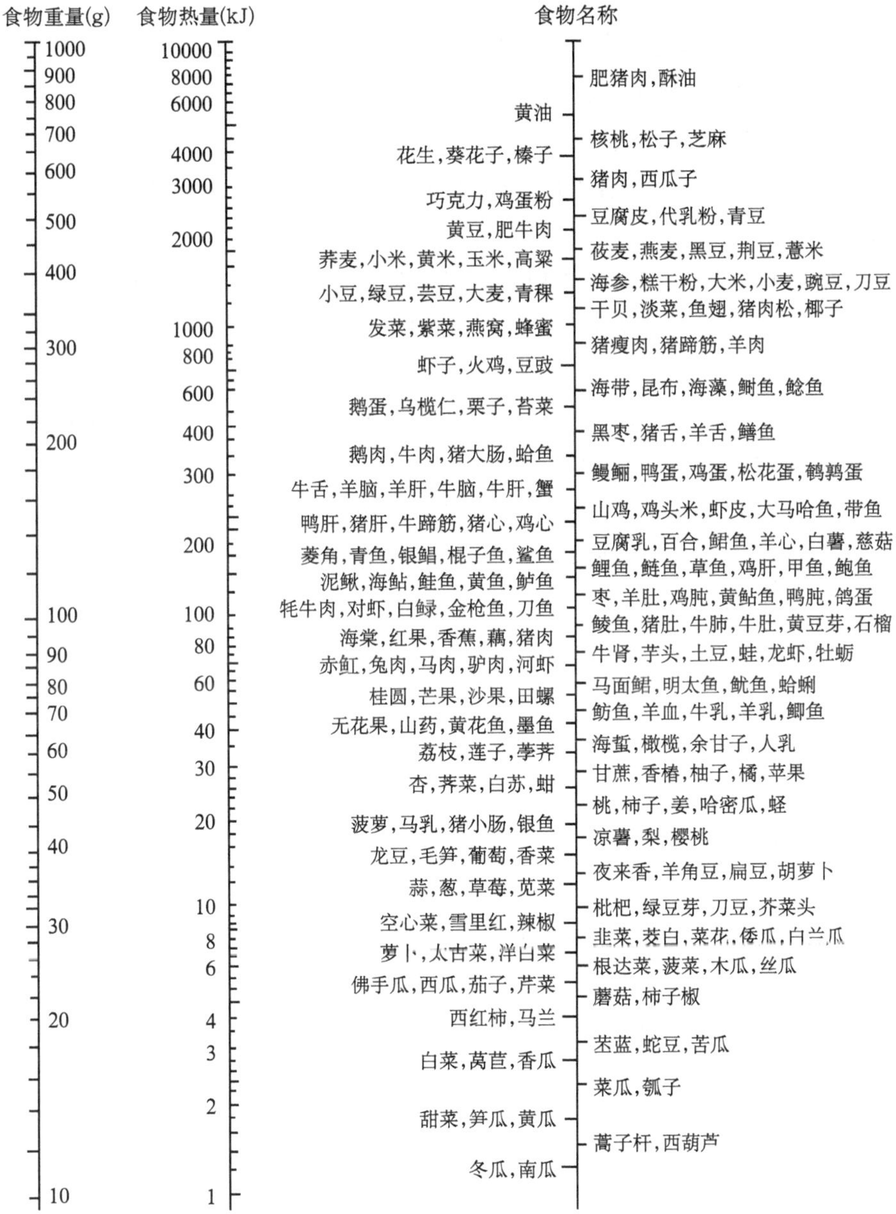

注：此表摘自《中年知识分子养生指南》

（6）姜汁炒章鱼：每次用新鲜章鱼250g洗净切块，油煎时加盐，将熟时加入生姜汁2汤匙，翻炒片刻吃鱼肉，此方益气养血、收敛、生肌，主治肝病体虚后的贫血。

（7）党参当归炖猪腰：每次用党参（或人参）30g，当归15g，猪肾2只（切开洗净）隔水炖熟，调味后饮汤食肾。

（8）茜草鸭血：每次用鲜茜草60g，用料酒50ml泡6小时后，压汁弃去渣，与鸭血一起隔水蒸熟，饮汁食鸭血，能补血解毒，对慢性肝炎、肝硬化贫血者可作佐餐。

（9）烫鲜蚶肉：每次用鲜蚶肉（蚶肉不能被病毒污染）500g，开水烫熟后蘸酱、芝麻油、葱、姜、调料，服食。鲜蚶肉有润五脏、补心血、益血色治贫血之功。

（10）黑木耳大枣汤：每次用黑木耳30g，大枣20枚，水煎服食，对肝病痔疮出血后贫血有止血、养血效果。

（11）熟地牛脊骨汤：每次用熟地黄30～50g，牛脊骨500g，切块，加水煮汤，放盐等调料后服食。此方对肝炎再障性贫血有滋阴补血强筋骨作用。若无牛脊骨，可用牛胫骨敲碎代用。

专家提示

肝硬化贫血者宜更多供给造血原料：食物中以猪肝、羊肝、动物血、蛋黄、瘦肉、乌骨鸡、甲鱼、海参，多种鱼类为最佳。豆类豆制品，黑芝麻、黑木耳、发菜、香菇、龙眼肉、蜂蜜为佳；蔬菜可选菠菜、油菜、空心菜、芥菜、西红柿、胡萝卜为宜，葡萄干，鲜葡萄亦宜常吃。

肝硬化贫血者胃肠功能多数较弱，宜经常选食山楂、话梅、山药、薏苡仁、鸡内金、酸甜的果汁帮助健脾开胃和消食化积。平素忌用坚硬、辛辣等刺激性食物；饭菜制作宜清淡适口，多用蒸、煮、炖、煲、熬、烩，少用生食凉拌，忌用油炸、熏烤。

小贴士

中医学将肝硬化贫血归属“血虚”“萎黄”“虚劳”等范畴，临床辨证均按脾胃虚弱、肝肾不足，脾肾阳虚，多选用滋养肝肾、补血益精、健脾养血、温养填精等治疗原则。上述食疗方，分别符合这些治则。

236. 肝硬化兼有血小板减少症者可用什么食疗？

肝硬化脾功能亢进，抑制血小板的质和量。

（1）症见发热口渴，皮肤瘀点、瘀斑，鼻衄，黄疸及尿黄，大便干，脉弦数，苔黄者，为实热型血小板减少症。宜用：茵陈、紫草、紫珠草、羊蹄根、仙鹤草、鲜藕汁，分别煮粟米、大米或绿豆，能清热凉血、解毒止血、退黄升血小板。如用仙鹤草30g，加水煎汁入绿豆煮化调入冰糖，煮沸后加入榨好的鲜藕汁30ml，即服，每日1剂，2次分服，2周为1个疗程。起清热解毒、凉血止血、升血小板之效。

（2）症见五心烦热、颧红口干、便干、尿黄、鼻衄、皮肤瘀斑，男子遗精，女子月经量多，舌红少苔，脉细数者，为虚热证型血小板减少症。可用生地黄、牡丹皮、茜草、枸杞子、鳖甲肉、鸭肉等共煮成汤、粥。可取生地黄、枸杞子各30g，茜草15g，牡丹皮12g，炙鳖甲10g，鸭肉块300g，将前述多味中药水煎取汁，放入鸭肉块及调料后煮酥烂熟时吃鸭肉喝汤。1日2次，佐餐食用。2周为1个疗程，此方滋阴清热，凉血止血，提升血小板。

（3）症见神疲乏力，头晕目眩，面色苍白，食少纳呆，月经量少或淋沥不断，见血便或有呕血、舌淡苔白、脉虚弱者，属气虚型血小板减少。可用黄芪、党参、炮姜、仙鹤草，水煮取汁，与粳米一起煮粥，加红糖食用，也可用黄芪15g，羊胫骨（打碎）250g与血糯米100g、大枣10枚共煮成粥，均能起益气健脾，补肝止血，升血小板之效。还可用西洋参片10g，墨旱莲10g，黄芪30g，花生衣（红皮）6g（无花生衣可用花生米30g）与粳米150g一起煮成粥，白糖调味，每日1剂，分2次服用，有扶正补脾，益气升血，提高免疫力等功效。

（4）症见头晕眼花，四肢无力，多梦，记忆力减退，心悸气促，女子经少色淡，舌质淡、苔白，脉细弱者，为血虚证血小板减少。可用阿胶珠20g，当归15g，紫珠草6g，枸杞子15g，将后3味药水煎取汁后，入猪瘦肉及调料煮熟，加入阿胶煮溶即成。每日1剂，2～3周为1个疗程，具有滋补气血、养血止血、升血小板等功效，还可用大蒜炖猫肉交替食之。

大蒜炖猫肉：每次用大蒜（去皮）50g，猫肉250g切小块，共放炖盅内，加入少许油和食盐，隔水炖熟服食。猫肉宜选用饲养1年以上的猫，性温味甘酸，入肝肾经，有补血、治虚劳、风湿痹痛之功，加大蒜健脾，下气消谷，除风破冷，经常服食有升血小板，治疗血小板减少性紫癜之用，但以冬春季选用效果较夏秋季好。

（5）症见形寒肢冷，喜暖畏寒，腹中冷痛，小便清长、大便溏泄，或见皮肤紫癜，舌质淡胖，黄疸深，苔白腻，脉沉迟者，为阳虚证血小板减少。可用鹿茸末2g，肉桂6g，将肉桂水煎取汁，放入鹿茸末及红糖适量，和匀煮沸即当茶饮，具有温肾助阳，温中散寒，有造血、升血小板之效。也可用鹿茸末、肉桂各6g，加入花生米200g，大枣、龙眼肉各15g，煮至酥熟即可。每日1剂，1个月为1个疗程，起补肾助阳，补气温中，摄血、止血之效。

专家提示

血小板减少症在肝硬化病人中常合并脾大脾功能亢进，中医学属“血症”“瘀症”范畴，饮食调养亦宜分实热、虚热，气虚、血虚、阳虚等证应辨别选用。

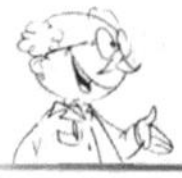

小贴士

血小板减少伴实热、虚热证者应多吃水果、蔬菜、荠菜、鲜藕、荸荠、木耳、梨、阳桃。而羊肉、狗肉、咖喱、辣椒及油炸食品有助热、生痰作用，应禁止食用。容易引起过敏的海鲜类也应慎用或少用。

对肝硬化血小板下降者，阿胶、参、芪、鹿茸、三七、地榆、茅根、紫珠草、鸡血藤、枸杞子等中药在药膳时可常用。

237. 肝硬化兼有白细胞减少时该用什么食疗？

肝硬化兼有白细胞减少症者，常见于肝炎病毒直接侵蚀骨髓造血干细胞，或因乙肝、丙肝病毒诱发自身免疫反应，体内白细胞溶解破坏增多；还可能因为肝硬化引发脾大、脾功能亢进，抑制白细胞的生成；也可能因肝病影响脾胃功能失调，维生素B_{12}、叶酸等原料缺乏，使白细胞生成减少。

中医辨证肝硬化白细胞减少症者有肝肾阴虚、心脾不足或脾肾阳虚三型，食疗调养方举例如下。

（1）有头晕耳鸣，颧红潮热，手足心热，心烦易怒，失眠多梦，腰酸腿软，遗精盗汗，舌质淡、苔白，脉细弦数者宜采用下面4个方剂。

①取桑椹15g，女贞子30g，制何首乌12g，墨旱莲10g，共用水煎取汁后，加冰糖煮溶即服，有滋补肝肾、益精养血、升白细胞功能。

②取生地黄15g加水煎后，取汁加入西洋参片3g，大米100g，煮成粥后加冰糖溶化即服。此方补中益气、滋阴补血。此二方每日1剂，可交替使用，疗程1个月。

③用山茱萸10g，核桃仁、枸杞子各15g，水煎或煮沸后，放入处理干净的猪肾，切成腰花片，共同煮熟放料酒、盐、味精、芝麻油调味后食用，起补肝滋肾，养血涩精、升白细胞等功效。

④取猪蹄筋25g，泡软、洗净后与黄精30g一起加水煮沸，加食醋、白糖、姜末后改用小火炖至蹄筋熟烂后即服，具滋阴填精，补气健脾，升白细胞等作用。

（2）如有心悸气短，四肢乏力，食少纳差，面白唇淡，语声低微，有气无力，舌质淡、苔白，脉细弱等心脾不足表现者，可服用人参、黄芪、白术、茯苓、甘草予以补中益气。也可配成山药大米参芪粥，黄芪、莲子、薏苡仁、大米、蜂蜜粥以益气补脾，燥湿利水，清心安神，保肝升白，也可采用下面2个经验食疗方。

①茜草黄芪麻雀粥：每次用茜草60g，黄芪30g，加酒50ml，熬汤2碗，去渣；取麻雀5只去毛、爪、肠脏，洗净与大米一起煮粥，加油及食盐调味服食。麻雀须用鲜活者为佳，有壮阳益气，与茜草、黄芪同用可提升白细胞。

②蘑菇猪瘦肉汤：每次用鲜蘑菇200g，猪瘦肉200g，水适量，煮汤，加食盐调味，佐膳。方中蘑菇性凉味甘，入脾胃经，含多种氨基酸、维生素和矿物质，能健脾开胃。《达生编》认为“蘑菇能益肠胃、化痰、理气”，现代医学实验发现有提高体液和细胞免疫作用。猪瘦肉补肝益血，治消渴羸瘦，《随息居饮食谱》认为它能“补肾液、充胃汁、滋肝阴、润肌肤、利二便、止消渴”。与蘑菇合用对慢性肝炎肝硬化，白细胞减少症有治疗作用。

以上两方既是美味菜肴，又是肝病、白细胞减少症病人四时可用的食疗良方。

（3）如见神疲体倦，少气懒言，畏寒肢冷，食少便溏或腹部臌胀，尿少，舌质淡胖有齿龈、苔白腻或滑，脉细弱、沉细表现为脾肾阳虚者，则宜温补气血，健脾益肾的食疗调治。可用补骨脂、桑寄生各10g，熟地黄、枸杞子各15g，黄芪、鸡血藤各30g，六味药水煮取汁后，放入处理好切成腰花的猪肾2个，加调料（葱、姜、酒，盐，味精各适量），即可用于佐餐食疗。另可用黄芪30g，制何首乌、枸杞子各15g，鸡血藤20g，肉桂、升麻各6g水煎取汁后，放入乌鸡（母鸡）切成肉块300g后煮至熟烂，放料酒及调料后吃鸡饮汤，具有温阳滋肾、益气健脾、滋阴养血、活血通脉、护肝升白等功能。

专家提示

肝硬化兼白细胞减少症均属虚证范畴。常用动物肝、肾，禽蛋类，牛筋、猪蹄筋、牛肉可补益肝肾；各类培植的香菇、鲜菇能提高免疫力，补气益精；花生、大枣可餐后服食；蜂王浆、灵芝孢子粉、西洋参、黄芪、刺五加、黄精均具有提升白细胞的功效，药膳配餐中可自制食用。

小贴士

为有利于肝硬化病人的造血升白细胞，一定要保证每天四餐中优质蛋白质的供给以及维生素B_6、维生素B_{12}、叶酸等的摄入，补充维生素B_6的食物有酵母、玉米、谷麦、燕麦、米糠、豌豆等。含维生素B_{12}较多的食物有动物肝、肾、乳类、海鱼、虾等。含叶酸较丰富的食物是绿叶鲜蔬菜，黄豆、豆制品，绿豆、豌豆，还有胡桃仁、白薯、小麦、荠菜、莴苣、香菇等。

238. 肝硬化病人经常失眠可用哪些食疗方法?

肝硬化病人失眠的原因很多，但又不宜常吃安眠药。交替选用食疗方，可帮助肝病病人从失眠的痛苦中解脱出来。

（1）甘草小麦大枣汤：每次用甘草10g，小麦30g，大枣5枚，清水2碗，煎至1碗，去渣饮汤，此方和中缓急，养心安神，益气除烦，补脾和胃，对肝病经常失眠者可连用10～15天为1个疗程，每天1次。

（2）冬虫夏草炖水鸭：将冬虫夏草10～12g洗净，放入去毛、肠脏的水鸭腹内，以竹签封口，放炖盅内，隔水炖熟，加盐等调料后，饮汤食鸭肉。此方适宜于肝病失眠病人在秋冬季进补，对肝病思虑过度或神经衰弱所致失眠有镇静、催眠作用。

（3）生蚝瘦肉汤：每次用新鲜生蚝（肉）150g，猪瘦肉150g，水适量，煮汤，加盐等调味品后，佐膳。生蚝即新鲜的牡蛎，治肝病失眠一定要用新鲜生蚝。此方养血宁心，不仅能治入夜不眠，意志不定之症，而且对心悸、怔忡、烦闷有缓解之功。

（4）百合鸡蛋汤：每次用百合60～100g，鸡蛋2个，先将鸡蛋用水煮熟后去壳，再加水和百合及少量猪瘦肉同煮，用盐调味后，饮汤吃鸡蛋和肉，对精神不宁、失眠者有效。

（5）合欢花蒸肝：用合欢花或花蕾（干品）10g，加水浸泡4～6小时后再将猪肝（兔肝、鸭肝也可）100～150g切片，同放碟中，加食盐少许调味，隔水蒸熟后食肝。此方消风明目，舒郁理气，养肝安神，不仅治风火眼疾，而且对肝病胁痛、失眠有治效。

（6）干贝瘦肉汤：每次用干贝30～50g，猪瘦肉200g加水煮汤，食盐调味服食。本方滋阴补肾、调中护肝，适用于肝病失眠多梦。

（7）芹菜酸枣仁汤：每次用鲜芹菜（旱芹、药芹）100～150g，生酸枣仁10g，水适量，煮汤，调味，去渣，饮汤。有良好的益气养精、宁心、镇静、安神之功效，适用于肝病兼有神经衰弱，导致失眠的病人。

（8）胡桃仁五味子蜜糊：每次可用胡桃仁50g，五味子3g，洗净，蜂蜜适量，共捣成糊状服食。对肝病肾虚、神经衰弱、耳鸣、盗汗而失眠者，有补肾滋阴、固精、敛汗、养血、安神等效果。

（9）党参当归炖猪心：每次用猪心1个剖开、洗净，党参30g，当归15g，夹在猪心中，隔水炖熟，调味后吃猪心。对肝病血虚失眠者有益气、补血、宁心之功。《证治要诀》记载："心虚自汗不睡者，用新鲜带血猪心，破开，加入人参，当归各2两，煮熟去药食之，不过数服，即愈"。

（10）烧猪肉蚝豉汤：蚝豉是牡蛎肉的干制品，每次用50g，烧猪瘦肉150g，加水适量，煮汤，加盐调味，饮汤食肉。此方滋阴、养血、润燥，对虚烦失眠是较好的养血宁心安神之菜肴。

（11）桑椹糖水：每次用鲜桑椹（紫红色熟透者为佳）60g，加水2碗，煎至1碗，加白糖调味，去渣饮用，对肝病兼有神经衰弱、失眠有疗效。

（12）酸枣仁粥：每次用炒酸枣仁15g，水3碗，煎至2碗半，去渣后放大米30g，共煮粥，加盐少许服食，炒酸枣仁能敛气安神，荣筋养髓，和胃健脾，对肝病神衰、多梦、失眠者，空心服食酸枣仁粥，效果极佳。

专家提示

肝硬化遇有失眠者，切勿对安眠药上瘾。

解热镇痛药、抗炎药，抗癫、抗惊药，抗焦虑、抗抑郁症药都不宜随便使用。采用中医按摩治疗和上述食疗结合，只要坚持，常有极佳的疗效。

小贴士

肝硬化失眠病人可在每晚用温水泡双足后，用左手心（劳宫）对准右足心（涌泉穴）按摩20分钟，同样用右手心对准左足心亦按摩20分钟后，躺卧入眠。对中医辨证为心肾不交的肝病病人可起立竿见影之效。

239. 肝硬化兼有糖尿病者可用哪些食疗？

肝硬化同时兼患糖尿病者临床上已屡见不鲜，食疗上可采用下述民间常用的验方。

（1）土茯苓猪脊骨汤：每次用猪脊骨500g，水适量煎成3碗，去猪骨和上层浮油，加入土茯苓30～50g，再煎成2碗，加食盐调味，1日内分2次饮完。此方健脾利湿，补阴益髓，是肝病兼有糖尿病病人的美味佳肴。

（2）玉米须乌龟汤：每次用鲜玉米须90g（干品30g），用开水烫排便后的乌龟1～2只，去肠脏头爪，洗净后，放入瓦罐内，加清水适量，文火熬煮后（龟甲、龟肉一起煮），饮汤食龟肉。此方养阴补血，平肝泄热，降血糖，不仅对黄疸型肝炎有利胆退黄作用，对兼有糖尿病者有专补阴衰，善治肾损的降血糖效果，是两病兼治的食疗佳方。

（3）冬虫草炖老鸭：每次用老雄鸭1只，去毛和内脏，将冬虫夏草15g放入鸭腹内，加水适量，放瓦盅内隔水炖熟，调味服食。此方对慢性肝炎肝硬化兼有糖尿病病人具有补虚损，益精气，滋补治疗的效果。

（4）芡实煮老鸭：每次用芡实100～150g，老鸭1只（去毛和肠脏，洗净），将芡实放鸭腹中，置瓦罐加水，文火煮2小时，加盐及调味品服食。此方滋阴养胃，健脾利水，固肾涩精。对肝病合并糖尿病者一定要用老雄鸭较好，起码饲养半年以上者。民间认为“嫩鸭湿毒，老鸭滋阴”。所以老鸭煮芡实不仅是美味佳肴，对慢性肝病肝硬化、糖尿病兼有的病人亦是食疗补品。

（5）茶叶酿鲫鱼：每次用鲫鱼1条（150～200g），去内脏及鳃，保留鱼鳞，以绿茶10～15g，塞入鱼腹中，用竹签缝好切口，碟载，加油、食盐少许调味，隔水蒸。蒸熟后，去茶叶食鱼。注意鲫鱼不去鳞，茶叶用绿茶不用红茶。对肝病兼糖尿病口渴多饮者，有健脾利湿、除烦渴之效。

（6）韭菜煮蛤蜊肉：每次用韭菜150g，蛤蜊肉200g，水适量，煮熟，调味服食，佐膳。若无韭菜，用韭黄更佳。此方滋阴补虚，调和脏腑，健胃强壮，不仅是慢性肝病兼糖尿病病人的疗效食品，亦是餐桌上的美味菜肴。

（7）桑白皮兔肉汤：每次用桑白皮20g，兔肉250g，切成小块，煮汤，加佐料后服食汤肉。对肝性糖尿病、肝硬化糖尿病并存或营养不良性水肿有补中益气，行水消肿之效。

（8）萝卜鲍鱼汤：每次可用干鲍鱼20～25g，鲜萝卜（去皮）250～300g，煮汤，调味服食。此方补肝肾，益精明目，开胃健脾，防治消渴，是保肝治糖尿病的疗效良方。

（9）山药猪胰汤：每次用淮山药60g，猪胰脏150～200g，切片，煮汤，加调料后服食。此方健脾、清肺、固肾、益精，对肝性糖尿病、肝硬化兼糖尿病病人四季可用。

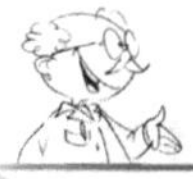

小贴士

肝硬化兼糖尿病者，每天供热的糖类（主食）应控制在250～350g以内，坚持以蔬菜充饥，苦瓜、豆腐、茄子、竹笋、南瓜等以菜代粮，能获得饱腹感为原则。

蛋白质供给以海产鱼类、虾类、蛋白以及禽蛋白，肉类的猪瘦肉，鸡、鸭肉（去皮、油），贝壳、淡菜等为主；应明显限制脂肪和含糖食物，对蛋黄、皮蛋、动物内脏、鱼籽等高胆固醇和动物油脂应自觉忌口。红糖、白糖、蜂蜜、甘蔗、甜菜、红薯、含糖饮料、蜜饯、冰淇淋、巧克力等应禁吃。

240. 肝硬化肝癌手术切除后如何食疗？

肝硬化肝癌手术切除后仍应坚持高蛋白、高维生素、高热量和低脂饮食，适当糖分的饮食以补充肝癌时营养消耗。饮食宜多样化，注意补充微量元素硒、锌，选食新鲜蔬菜、水果，保证总有足量纤维素摄入和大便的每日畅通。

肝癌手术后食欲缺乏，体质虚弱时宜饮用混合果蔬榨汁。选用鲜山楂100g，西红柿、苹果、芹菜各80g，去其皮核，切碎后在果汁机中绞成浆糊状，纱布过滤后加蜂蜜调匀后饮用。还可用同样方式榨西瓜、猕猴桃、木瓜、苦瓜、黄瓜汁，根据病人口味交替选用。均能起到开胃消食，补充多种维生素，护肝抗癌之效。术后气阴两虚者可服用洋参猪肝片、黄芪阿胶粥、黑芝麻枸杞豆浆。

（1）洋参猪肝片：每天用西洋参片10g入锅加水煮沸后，改用文火煮半小时后投放鲜猪肝片100g及料酒、葱、姜、盐、味精各适量。肝熟后即食并饮汤，此方补肝养血，益气健脾，补硒抗癌。

（2）黄芪阿胶粥：取黄芪30g，糯米100g，洗净入锅加水煮沸，成稀稠粥后加入炒阿胶细末30g，红糖适量和匀，再煮沸溶化即可食用，每日1剂，两次分服。对肝癌术后脸色萎靡，心悸气短，眩晕失眠疲乏者能补气养血，补硒抗癌。

（3）黑芝麻枸杞豆浆：取黑芝麻炒香后30g，干枸杞子20g，共研磨成末，加入煮沸后的豆浆中，再煮沸时加红糖饮服，每日1剂，具有滋补肝肾、益气养血、补硒抗癌等功效。

专家提示

肝硬化肝癌病人常见凝血功能下降，可选食补血止血及含维生素K、维生素C较多的食物，贻贝、蚌、泥鳅鱼、沙棘、乌梅、香椿、慈菇、马兰头、花椰菜、油菜、苋菜、荠菜、菠菜、苜蓿、卷心菜等可经常交替食用。

小贴士

能增强提高免疫功能和具抗癌能力的食物：

（1）海产沙丁鱼、鲨鱼、赤魟、乌贼鱼、短蛸、鲍鱼、黄鱼鳔、海参、牡蛎、海马、海龟肉。

（2）淡水产品，甲鱼、乌龟、有鳞淡水养殖鱼、田螺等。

（3）禽蛋禽肉，鸽蛋、鸽肉、鹌鹑蛋、鹌鹑肉、飞龙蛋及肉。

（4）纯牛奶、猪肝、沙虫、蚕蛹等。

（5）蔬菜以香菇、蘑菇、发菜、螺旋藻、黑白木耳为优；其次是菱角肉、葵花籽、扁豆、金针菜、山药、洋葱、大蒜、芦笋、龙豆，均具抗癌能力。

（6）五谷以薏苡仁、燕麦片为优。

（7）水果：猕猴桃、无花果、苹果均含抗癌成分。

241. 肝癌放疗后如何食疗调养？

（1）放疗后肝受到损伤，常有头昏目眩、两眼干涩、头发脱落、妇女闭经等征象。可选用何首乌猪肝饮治之。

取制何首乌20g水蒸取汁后放入枸杞子20g，水发黑木耳75g，青菜心50g，煮沸后加入猪肝片200g，同时加葱、姜、料酒、精盐等调料。煮熟后加适量味精并淋上芝麻油后即服。此方有滋补肝肾，护肝抗癌之效。宜每日1剂，2次分服或当佐餐服用。

（2）放疗后有眩晕贫血，白细胞减少，疲乏无力者可吃芪杞甲鱼猪肉汤，每日1剂。

取黄芪30g，枸杞子20g，甲鱼肉块100g，猪瘦肉块50g，一起入锅加上调料和水煮沸，改文火煮至甲鱼肉块熟烂后佐餐服用，起滋补肝肾，填精生血，益气健脾，抗癌增白之效。

（3）放疗后有心烦失眠、烦热口渴者可服三七百莲兔肉汤。取百合、莲子各25g，三七12g，兔肉块250g，同入砂锅后加水和葱、姜、料酒、盐等调料后煮沸，改小火煮至兔肉熟烂即可。此方清热滋阴，补中益气，并有抗癌功效。

还可服用鲜果蜂蜜饮：取雪梨1～2个去皮核切成小块，甘蔗300g去皮切碎，葡萄150g洗净，3种水果共放果汁机中搅碎成浆糊状，用干净纱布滤汁后加入白糖、蜂蜜各20g和匀即饮，每日1剂，可分次服用。对肝癌放疗后肺热口渴起清热润肺生津止咳、补益气阴等功效。

（4）放疗后头晕失眠、口干便结者，尚可选用羊奶、鸡蛋餐调养。

取羊奶250ml加水100ml及冰糖30g，煮沸后打入鸡蛋2只，煮熟后早晚空腹服用，能起益气养阴，补血抗癌之效。

（5）放疗后有肺燥、失眠、多梦、食欲缺乏者尚可服用薏仁银耳羹。取麦芽30g蒸水取汁，加入泡发银耳50g，薏苡仁30g，冰糖适量，共煮酥烂后，即可食银耳饮羹。每日1剂，可健脾利湿、润肺止渴，并有抗癌之效。

（6）垂盆草番茄汁：治肝癌放疗后中毒性肝炎和胆汁淤积性肝损害。取成熟西红柿1000g，新鲜垂盆草500g，均洗净切碎用果汁机搅烂，再用干净纱布绞取汁液，急火煮沸后加入蜂蜜、白糖各适量，每日1剂，分次服用。具清热退黄，护肝解毒等功效。

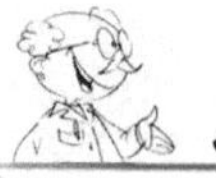

小贴士

能扶正抗癌提高白细胞的人参鹌鹑肉。

放疗后病人常神疲纳差，白细胞减少。取鹌鹑胸肌、腿肉300g，放入碗盆中，加切碎的人参5g，香菇切片20g，放料酒、葱、姜、盐各适量。上摆大枣10枚，和匀后上笼蒸熟约30分钟，即可食用。此方补益气血，扶正固本抑癌。

242. 肝癌介入治疗后可采用哪些食疗调养？

肝癌做射频、热疗、各种化疗或介入治疗后可对症选用下述食疗调养。

（1）肝癌采用理化及手术治疗后，常有肝血亏虚、胁肋隐痛、头晕目眩伤肝损等全身反应，可用归芍枸杞粥，每日1剂，分2次服用。

取当归、白芍各20g，水煎取汁后加入粳米100g，枸杞子20g一起煮成米粥，随后加入冰糖30g，煮溶后即可服食。此方补肝养血、养阴柔肝、护肝抗癌，治疗上述各症。

（2）如遇射频或化疗后，出现脸色皖白、心悸气短、神疲乏力、头晕眼花、食欲缺乏、恶呕难忍者可食用虫草炖乌鸡。

取乌鸡肉1斤（500g），切块，与冬虫夏草15g，香菇30g，和酒、葱、姜、盐调料一起放入砂锅，加水和匀，煮沸后改成文火将鸡肉熟烂，每日1剂，分2次佐餐，可获补益气血、扶正抗癌之效。

（3）遇介入治疗后，气阴两虚者，可用奶蛋莲子羹服之。将2个鸡蛋打入鲜牛奶250ml中，再加莲子末50g，冰糖25g，加水一起蒸熟成羹，具清热养阴，益气健脾，抗癌补虚之效。

（4）化疗后有血象下降者可用仙草鹅血饮服之。

取仙鹤草30g，三七粉3g，水煎取汁，加入大枣10枚，鹅血块60g，再放料酒、葱、姜、盐等调料共煮熟后，佐餐食用，每日1剂，具有养血活血，抗癌和胃等功能。

也可服用桑椹核桃粥治疗：取桑椹子30g，核桃仁20g，与粳米100g在瓦罐中加水共煮成粥，加入红糖调味即食。亦具滋补肝肾，益气养血之功效。

专家提示

肝硬化晚期，血氨增高时，膳食中应减少蛋白质，禁用动物肉食品；鸡蛋也不能随便吃。只能给病人吃果汁、藕粉、杏仁霜、大米、小米、稀粥、苏打饼干、蜂蜜等。膳食中应增加一些菜泥、枣泥、西红柿酱等，以促进肠蠕动，增加排泄，减少大肠内毒氨的吸收。

小贴士

“防癌12条”：①不偏食，保持营养均衡；②不专吃同一种食物；③避免吃得过饱；④禁酒；⑤不吸烟；⑥吃适量维生素A、维生素C、维生素E和蔬菜、水果、麦麸等带纤维素的食物；⑦不宜吃得过咸，不吃太烫食物；⑧不吃烧糊的食物；⑨不吃发霉的食品；⑩不过度暴晒于太阳中；⑪避免过度劳累；⑫保持身体清洁。

243. 肝硬化病人在饮食中如何注意防癌？

（1）发霉食品切忌食用。如花生、薯干、萝卜干、玉米发霉，长芽者一律剔除丢弃，人畜家禽，均不可食用。粮油奶类被真菌污染后切勿销售，危害群众。

（2）动植物油煎炸后，可产生丙二醛聚合物，可使人体细胞蛋白质变异向初期癌细胞转化。

（3）腐败的蛋类、腌制的咸菜均能产生亚硝酸盐，绝对不可食用。

（4）酗酒可使乙肝、丙肝病毒基因变异，与肝细胞核整合癌变。因此肝病病人及肝硬化病人应绝对禁酒。

（5）由木材、燃料熏烤的羊肉串、熏豆干、烤鱼、烤羊肉等应少吃，因燃料中不断散发出一种叫3，4−苯并芘的有毒致癌物质，经常食用易使人产生消化道癌症和肝癌。

（6）人工合成的色素，配制的添加物饮料，虽然外观艳若鲜花，但多吃久服可引起癌症。

（7）涮火锅的汤汁中硝酸盐和亚硝酸盐明显增高。亚硝酸盐可导致人体形成肠源性发绀，引发血液方面变性血红蛋白升高，与致癌直接有关。

（8）生活中主食应多吃粗粮。新鲜玉米、豆荚、红薯、薏米均有防癌作用。

（9）黑白芝麻、花生、葵花籽是防癌佳品，在饭后适量吃一点，对身体有益。

（10）绿叶蔬菜如韭菜、花椰菜、蕹菜、芹菜、甘蓝、荠菜均能阻抑癌细胞生长。每天可交换选食。

（11）纤维素类：麦麸、米糠，均能明显抑制肠道癌症。

（12）萝卜消食化积，化痰平喘，内含抗癌物质吲哚能诱导肠道内羟化酶的活性，提高机体抗癌能力。

（13）洋葱含硒；茄子含龙葵碱的相似成分，辣椒含辣椒碱与龙葵碱、龙葵胺等均具防癌、抗癌效果。

（14）芦笋中的组织蛋白和糖苷对黄曲霉菌B_1、亚硝酸胺，3，4−苯并芘等强致癌物均有拮抗作用，拮抗率可达91.7%。

（15）菱角、山药、芋艿，在人体有诱生干扰素作用，它们的乙醇浸出液抑癌率达38.8%～50%。

（16）马蹄（荸荠）中的荸荠英不仅能抗菌，还可使疣体脱落，可预防直肠、结肠癌。

（17）竹笋中的箬竹多糖对癌细胞分泌的有毒物质起解毒作用。

（18）黄瓜中的丙醇乙酸可减肥防癌。苦瓜中的类奎宁类蛋白质可抑制肿瘤细胞蛋白酶的分泌，阻止肿瘤生长；苦瓜籽中的提取物具有更强的抗癌活性。

（19）水果类中西瓜、香木瓜、无花果、猕猴桃、杏仁，柑橘中的黄酮、山楂中的爬牡荆素、草莓中的植物酸，均具有不同程度的抑癌、抗癌作用。

（20）黑、白木耳的多糖体能提高人体抗癌能力，如槐耳浸膏的抑癌率为40%～50%。

（21）香菇素可防止癌症转移。

（22）大蒜中的硫化物可有效阻抑癌细胞生长。

（23）海产鲨鱼软骨、鱼鳞中的6−硫代鸟嘌呤，鲱鱼子提取物，鲍鱼中的鲍灵素Ⅰ、Ⅱ、Ⅲ，虾中的硒元素、海龟胆汁、黄花鱼鳔，海带提取液，海参黏多糖均有提高免疫、抑制肿瘤细胞生长的功效。生活中应经常食用。

（24）牛瘦肉已成为肿瘤术后病人组织修复、切口愈合的保健食品。鲜牛奶可防胃癌，鸡蛋是全营养物质，可防癌；贝壳类食品均含能提高免疫和抗癌防癌成分。

专家提示

奶、蛋、鱼、贝类食品，不仅有扶正防癌，增强机体免疫之效，还有辅助抗癌治癌之功。

小贴士

火鸡事件。

1960年，英国一个农场饲养的10万只火鸡在几个月内全部死亡。追查火鸡死亡原因，发现与食用发霉的花生粉有关。当时用这种花生粉喂大白鼠，在观察期间，大白鼠陆续死于肝癌。致癌物就是黄曲霉菌。这个故事称为火鸡事件。以后的研究证明：黄曲霉菌毒素比公认的致癌物亚硝胺类强75倍。比3，4－苯并芘的致癌性强4000倍。该毒素能使人、猴、鼠、禽类发生肝癌。

244. 肝硬化伴上消化道出血者如何饮食调养？

出血者宜禁酒、忌食油腻、腥臭、刺激性食品，忌暴饮暴食，忌坚硬油煎熏炸食品，忌多刺、带骨的肉食，忌用含纤维素多和渣滓多的食品；忌过冷过烫的食物。谨防进食时刺破曲张的食管－胃底静脉而出血。

可根据出血程度选用少渣半流或全流质饮食。仅有黑粪便、出血量少，可进食高热量、高蛋白质、高维生素易吸收消化的半流饮食，如稀粥、蛋羹、菜泥、藕粉、燕麦牛奶粥和水果等，并以少量多餐的方法计量进食。如出现呕血、便血者，应暂时禁食、禁水，待出血停止，隐血试验转为弱阳或阴性时，给予米汤、豆浆、牛奶、藕粉糊或果汁，等病情稳定36小时以上，方可进半流食。

还可根据中医辨证，合理选食。对气逆载血上行呕血者，可选用下气降逆之萝卜、柑橘、竹笋等，但切勿喝带气饮料；如胃热壅盛者可选用马兰头、鲜莲子羹、藕、荷叶、蜂蜜、墨旱莲等清胃泻火之品；对肝火犯胃者，可选芹菜、西红柿、茄子、冬苋菜、马齿苋、冰糖等清胃泻肝火止血之品；对脾虚气弱者可选用黄芪、山药、黑豆、板栗、芝麻、红糖、大枣等健脾摄血之品；对阴虚血热者，可选用荠菜、金针菜、藕、荷叶、柿子、梨、冰糖等凉血止血之食品。

专家提示

突然呕血、色鲜红或暗紫、量多夹食物残渣，吐前胸脘胀闷，灼热疼痛，口臭、便秘，拉柏油便，舌质红、苔黄腻者，脉滑数，常是肝硬化亚急性活动，突然加重，可辨证为胃热壅盛型上消化道出血。治宜清胃泻火、凉血止血。

鲜马兰头、鲜白菜根各120g，炙大黄30g，一起煮沸5分钟放入白糖适量，待凉后即可服用，每日1剂，2周为1个疗程。具有清热泻火，凉血止血，行瘀通便等功用。

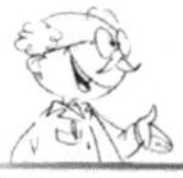

小贴士

脾虚气弱型上消化道出血的特点是：面色苍白或暗淡，神疲乏力，胃脘隐痛而喜按，吐血绵绵，时轻时重，或身目暗黄，心悸头昏，舌质淡、苔白，脉细弱。治疗宜采用健脾益气、养血摄血等治则。

治疗可用西医套扎术或硬化剂注射治疗胃底−食管静脉曲张。食疗可用藕节50g，黄芪15g，水煎取汁；另取山药粉60g，三七末10g与红糖调匀成糊，加入前汁中煮沸即可，每日1剂，分2次服用，2周为1个疗程，具健脾益气，养血活血止血之功。

245. 肝硬化兼有继发性肾衰竭者如何食疗调养？

肝硬化兼有继发性肾衰竭者常因肝病恶化，使肾素分泌增加，灭活减少，导致肾皮质血管收缩或内毒素刺激，释放肿瘤坏死因子引起肝坏死并使肾血管收缩的白三烯产生，另外肾合成缓激肽及其酶减少，导致肾皮质血管收缩。或因大量腹水压迫肾动脉使有效血循环量不足，导致肾衰竭，俗称肝−肾综合征。中医则辨证为：“癃闭”“关格”“臌胀”之肝郁气滞、水湿内阻、湿热蕴结和泛逆心肝、脾肾阳虚、寒小泛逆、肝肾阴竭、阴阳离脱等型。饮食调养原则为：出现少尿或无尿者应严格控制液体和钠盐摄入。每日摄入的液体量，应等于前24小时尿量再加500ml。饮食限盐，钠盐应控制在每天2g以内。如出现高血钾者，应给予低钾饮食，除鲜橘汁外，肉、鱼、谷、菜等高钾食物不宜随意食用。

根据肾功能指标决定蛋白质摄入量。当出现尿毒症、尿素氮轻度升高（>535mmol/24小时）时，成人每天蛋白质摄入量宜控制在25～35g范围内，使每天总热量在7531.2～8368kJ之内；如尿毒症尿素氮升高达535～753.58mmol/24小时时，成人每天蛋白质摄入量宜控制在20～25g范围内，使总热量在6280.2～7536.0kJ之内。宜选食乳类、蛋类、鱼类、瘦肉类等生物价值高的动物蛋白质；尽量少用豆、米、面等植物蛋白食品。忌饮酒、忌辛辣刺激性食品；禁忌坚硬、油煎、炸烤、熏腌的食品。

选用含糖、维生素丰富及粗纤维少的食物。如凉粉、粉丝、蜂蜜、胡萝卜、鲜枣、猕猴桃，绿叶蔬菜等交替选食。

见腹部胀大，腹皮绷紧，坚实拒按，身目黄染，口苦口臭，烦热疲乏，夜不能眠，鼻衄便血，小便黄赤尿闭或神昏谵语，舌红苔黄腻，脉弦数者为湿热蕴结，泛逆心肝型肝肾综合征。验方如下：猕猴桃100g，洗净去皮、去子，捣烂取汁待用；用滑石（布包）20g，车前子（布包）30g，甘草10g，萹蓄、瞿麦各15g，5味药水煎取汁，入猕猴桃汁内和匀即成，每日1剂，代茶饮用，5天为1个疗程，起清利湿热，利尿通淋消肿之功效。

见脸色灰暗苍白、神倦纳呆、形寒肢冷、泛恶呕吐、腹胀如鼓、下肢水肿、腰膝酸软、身目暗黄、尿少尿闭、便溏、齿痕明显，舌质淡红、苔白腻，脉濡细者，可给予温阳化湿，扶正消水等治则。西洋参、黄芪各10g，肉桂50g，车前草30g，干姜10g，赤小豆50g，鲜山药50g，水煎取汁，对肝硬化寒水泛逆型肝肾综合征可起温阳化湿，扶正消水除湿消肿之功。每日1剂，6天为1个疗程。

246. 肝硬化肝性脑病时的食疗原则是什么？

肝硬化引起中枢神经系统代谢紊乱，中毒和功能障碍，出现肝性脑病者病死率高达70%以上。中医将肝性脑病列入“闭证”“脱证”“谵妄”范畴。

每天热量供给以6276～8368kJ为宜，热量不足会导致负氮平衡。每天液体量按前一天（24小时）的尿量加上500ml供给昏迷少尿者。一般昏迷者应供给1500～2000ml为宜。

昏迷期只给无氮或少氮饮食，随病情改善，允许给少量植物性蛋白质饮食，如豆浆、豆腐脑羹等，控制在20～30g以内，病人清醒后，蛋白摄入量可增至每日50g左右。

病人清醒后可供给低脂、高糖饮食如米汤、红小豆汤、菜汁粥、杏仁茶粥、细面条，脂肪量每日控制在30g以内。

进入肝性脑病者，应忌用酒及含酒精饮料。忌用奶酪、蛋黄、牛肉饼、火腿、咸肉、鸡等含氮量高的食物。因病人无法咀嚼，可将水果制成果汁，蔬菜制成菜泥加白糖等，利于病人吞咽。

肝性脑病少渣半流一日食谱举例，见表9-6。

表9-6　肝性脑病少渣半流一日食谱(每日应5餐，单位g)

早餐	大米粥(粳米50)，蜂糕(富强粉50，白糖10)，苹果酱(50)
加餐	冲藕粉20(白糖15，开水冲至300ml)，甜面包1个(50)
午餐	西红柿末(100去皮、去子)，煮细挂面(富强粉60，花生油15，食盐、味精少许)
加餐	橘子汁(100，白糖5，加开水冲至300ml)
晚餐	大米粥(粳米50)，馒头(富强粉50)，炒嫩黄瓜丝(黄瓜100，花生油10，食盐1，味精少许)

计算该食谱全日热量及营养素为：热量6987kJ，蛋白质29.6g，脂肪30.3g，糖320g，铜1.1mg，锌5.23mg。本食谱只是热量符合要求，微量元素尚不足，应在饮食外补足。

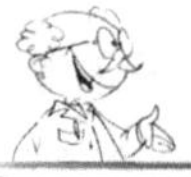

小贴士

食疗方：症见病人躁动不安、循衣摸床、狂言乱语、口臭、肝臭味、两手扑翼扇动或抽搐、舌干唇燥、脉象弦细者，诊为阴虚阳亢型肝昏迷。宜采用山茱萸肉、白芍各15g，牡丹皮、钩藤各10g，水煎取汁，加入冰糖煮溶后即服，每日1剂，2次饮用，具滋补肝肾，潜阳息风功用。还可将人工牛黄末3g，麝香末1g和入米汤水，另加白糖适量，每日1剂，分2次服。具有凉肝息风、开窍醒神作用。